ESSAI MÉDICO-PHILOSOPHIQUE

SUR LES FORMES, LES CAUSES,

LES SIGNES, LES CONSÉQUENCES ET LE TRAITEMENT

DE

L'ONANISME

CHEZ LA FEMME

Par le docteur POUILLET,

PARIS

V. ADRIEN DELAHAYE ET Cⁱᵉ, LIBRAIRES-ÉDITEURS

PLACE DE L'ÉCOLE-DE-MÉDECINE

1876

DE L'ONANISME

CHEZ LA FEMME

PARIS. — IMP. VICTOR GOUPY, RUE DE RENNES, 71.

ESSAI MÉDICO-PHILOSOPHIQUE

SUR LES FORMES, LES CAUSES,

LES SIGNES, LES CONSÉQUENCES ET LE TRAITEMENT

DE

L'ONANISME

CHEZ LA FEMME

Par le docteur **POUILLET**,

———

PARIS

Vᵉ ADRIEN DELAHAYE ET Cⁱᵉ, LIBRAIRES-ÉDITEURS,

PLACE DE L'ÉCOLE DE MÉDECINE.

—

1876

ESSAI MÉDICO-PHILOSOPHIQUE

SUR LES FORMES, LES CAUSES, LES SIGNES, LES CONSÉQUENCES ET LE TRAITEMENT

DE L'ONANISME CHEZ LA FEMME

> Si ce que j'ai écrit scandalise
> quelque personne impudique, qu'elle
> accuse plutôt sa turpitude que les
> paroles dont j'ai été obligé de me ser-
> vir pour exprimer ma pensée..........
> J'espère que le lecteur pudique et
> sage me pardonnera aisément les ex-
> pressions que j'ai été obligé d'employer,
>
> St-Augustin.

INTRODUCTION.

Tout acte s'attaquant à la santé générale ou individuelle, qu'il se fasse dans l'ombre ou au grand
jour, insciemment ou sciemment, doit être dévoilé,
flétri et empêché. Son auteur, s'il ignore sa faute,
a droit à la compassion et aux conseils des gens
éclairés : s'ils connaît la portée et comprend les conséquences de sa mauvaise action, on doit le démas-
quer et le mettre, malgré lui, dans l'impossibilité
de se nuire ou de nuire aux autres.

De tous les vices et de toutes les turpitudes, que
l'on pourrait justement nommer crimes de lèse-
nature, qui rongent l'humanité, la menacent dans
sa vitalité physique et tendent à détruire son essence intellectuelle et morale, l'un des plus grands

P   1

et des plus répandus est, — personne ne le niera,— la masturbation.

On la rencontre dans les deux sexes, à tous les âges de la vie, en tous les lieux et dans toutes les classes de la société moderne, faisant dans l'ombre son office destructeur, tantôt chez les uns en arrêtant le développement du corps, tantôt chez les autres en brisant les ailes de l'intelligence au moment où elle va prendre son essor ; on la rencontre, dis-je, octroyant largement à celui-ci l'épilepsie, à celle-là l'hystérie ; l'hypochondrie, l'imbécillité, la démence aux autres : annihilant la force et le courage, enlaidissant la forme, en un mot amoindrissant et abatardissant les races.

Ce sont ces considérations qui m'ont entraîné à écrire sur l'onanisme, non pas en général, mais seulement chez la femme, sujet difficile, je ne me le cache pas, rien dans ce genre n'ayant été fait jusqu'à ce jour.

Peut-être m'objectera-t-on que c'est là plutôt une question du ressort de la morale que du ressort de la médecine : je répondrai, en premier lieu, que le corps, qu'il soit malade par une cause quelconque : vicissitudes de la température, écarts de régime, passions ou vices, appartient toujours au médecin ; en second lieu, que c'est un devoir sacré pour le praticien, quand il le peut, d'appeler l'attention du moraliste sur les vices et leurs formes ; et enfin, j'ajouterai avec Tissot : « Quand on connaît les « hommes, on se persuade aisément qu'il est plus « aisé de les détourner du vice par la crainte d'un « mal présent que par des raisonnements fondés « sur des principes dont on n'a pas assez de soin « de leur inculquer toute la vérité. »

Quant au reproche d'immoralité qu'on s'est plu à lancer plusieurs fois, et sans raison, non-seulement à Tissot, qui le premier en France écrivit sur l'onanisme, mais aussi au savant et patient observateur Parent-Duchatelet, à qui nous sommes redevables du traité le plus complet sur la « Prostitution dans la ville de Paris. » Je ne puis m'y arrêter un instant, car je crois que ce n'est point propager une turpitude que d'en montrer les dangers et d'en étudier les suites.

La masturbation existe chez la femme, c'est un fait incontestable, aussi croyons-nous rendre un grand service en éclairant les praticiens sur ce vice physique soupçonné par tous, sinon connu de tous, mais sur lequel personne n'a encore écrit, arrêté sans doute par une délicatesse morbide et incompréhensible en médecine.

Voici le plan que je suivrai dans le cours de cette étude.

I. Je définirai l'onanisme et j'en tracerai sommairement l'origine et l'historique.

II. J'en classerai les formes.

III. Après quelques mots d'anatomie et de physiologie sur l'appareil génital féminin, j'étudierai les causes de la masturbation.

IV. Les signes qui la feront connaître suivront les causes.

V. Je passerai ensuite en revue les maladies qui peuvent en résulter.

VI. Et je ferai l'exposé du traitement qu'on doit lui opposer.

VII. Comme complément de ce travail, j'esquisserai un tableau synoptique qui permettra de revoir, en résumé, les formes, les causes, les signes, les conséquences et le traitement.

VIII. Et enfin, à la suite d'une conclusion rapide, je mettrai l'index bibliographique des auteurs que j'aurai cités.

Il est bien entendu que je ne m'occuperai que de la masturbation chez la femme, et que je laisserai de côté les abus vénériens naturels et le clitorisme (1) heureusement fort rare. Toutefois l'on verra que je considère la tribadie ou le tribadisme comme une forme de masturbation, bien qu'à tort, je crois, on en ait fait un vice à part en la confondant avec le clitorisme.

CHAPITRE PREMIER

DÉFINITION.—SYNONYMIE.— ORIGINE. — HISTORIQUE.

Le mot onanisme a été improprement introduit en France par Tissot, qui l'a emprunté à un ouvrage anglais l'*Onania* (2). Ce n'est que la généralisation du nom propre « Onan, » dont Moïse raconte l'histoire, livre I, cap. XXXVIII : « Dixit ergo Judas « ad Onan filium suum : Ingredere ad uxorem fra- « tris tui et sociare illi, ut suscites semen fratris « tui. Ille sciens non nasci sibi filios, introiens ad « uxorem fratris sui semen fundebat in terram, ne « liberi fratris nomine nascerentur, et idcirco per- « cussit eum Deus, eo quod rem detestabilem face- « ret (3). »

---

(1) On nomme clitorisme le simulacre de l'acte vénérien viril que commettent certaines femmes douées d'un clitoris développé à la façon d'un pénis ; à ce développement les tératologistes ont assigné l'appellation de clitorismie.

(2) « L'*Onania* » est attribuée à Bœrner.

(3) J'ai dit que ce mot était impropre, car, comme l'a démontré Lallemand, on ne peut donner le nom de masturbateur à Onan qui, dans la crainte seule d'avoir des enfants avec Thamar, veuve de son frère Her, fraudait, selon l'expression heureuse de M. Bergeret, c'est-à-dire que tout en faisant normalement l'acte coïtal *ejaculabat extra vas*, ainsi que le disent les casuistes.

A. Schwartz, de Strasbourg, dans sa thèse inau-
gurale, 1815, dit : « L'Onanisme est une habitude
« funeste, suivie d'une évacuation contre nature de
« la liqueur spermatique provoquée par des attou-
« chements ou par l'effet d'une imagination ar-
« dente. » Cette définition est mauvaise, n'étant ni
précise, ni générale, ni exacte. Elle ne peut, en
effet, s'appliquer à la femme qui n'a point de liqueur spermatique , à moins qu'on ne commette
l'hérésie de prendre pour telle le liquide sécrété
par les glandes vulvo-vaginales. Ensuite, une imagination ardente peut, à la rigueur, dans certains
cas de continence absolue, ou d'atonie des organes
génitaux, ou enfin de maladie cérébrale, provoquer
le spasme vénérien ; mais aura-t-on le droit de nommer masturbateur l'homme continent ou affaibli et
la femme atteinte de nymphomanie ? Toutefois,
malgré ses défauts, une semblable définition est
pardonnable à un auteur de 1815 ; mais ce qui
m'étonne, c'est qu'un médecin ait, cette année
même, dans la deuxième édition d'un petit ouvrage
sur l'onanisme, reproduit, mot pour 'mot, cette définition vieillotte, oubliant, — est-ce à dessein ? —
de dire qu'elle est de A. Schwartz, ainsi que les
treize ou quatorze premières pages de sa brochure (1).

Dans la douzième édition de Nysten, par MM. Littré
et Robin, je trouve : « Masturbation, manustupra-
« tion.—(Manu et stuprare, souiller) : excitation des
« organes génitaux avec la main, dite aussi ona-
« nisme, d'autant plus dangereuse que l'on a inces-
« samment la possibilité de s'y livrer.

Cette seconde définition est plus conforme à la
vérité, mais elle est encore beaucoup trop incomplète.

Je proposerai donc celle-ci : L'onanisme est un

(1) H. Fournier. — *De l'Onanisme*, etc. 2me édition. Paris.
J.-B. Baillière et fils, 1875.

acte contre nature fait à l'aide d'un organe vivant (main, langue) ou d'un instrument quelconque (étui, priape), dans le but de provoquer le spasme vénérien; que cet acte soit solitaire ou exécuté en commun.

Outre les mots onanisme et masturbation, on emploie aussi les suivants : manusturbation, manuélisation, chéiromanie, manustupration, crime d'Onan, mastupration, libertinage solitaire, souillure manuelle, passion contre nature, passion solitaire, vice manuel, manœuvre solitaire, vice génital et d'autres encore...

En me basant sur ce fait que ce n'est pas chez l'homme seulement que l'on rencontre le vice qui nous occupe, mais que les chiens et les singes surtout s'y livrent aussi avec fureur, je n'ai pas l'intention de discuter si la masturbation est naturelle; je laisse cette question à d'autres plus habiles ou plus paradoxaux ; je dirai seulement que l'onanisme semble avoir existé de tout temps dans les deux sexes. Je ne m'appuierai pas, comme l'ont fait beaucoup d'auteurs, sur l'histoire d'Onan ; j'ai montré plus haut que leur interprétation du passage de Moïse était erronée, et d'ailleurs je n'ai point à m'occuper de ce vice chez l'homme ; mais je reproduirai cette phrase d'Ezéchiel citée par M. Jeannel (1), qui ne laisse aucun doute sur les manœuvres féminines des habitantes de Jérusalem :

«Et fecisti tibi imagines masculinas t fornicata es in eis.»

Ezech., XVI. 17.

Et l'auteur à qui j'emprunte cette citation ajoute en note : « Les images masculines se vendent pu- « bliquement à Tien-Tsin. Elles sont fabriquées à « Canton au moyen d'un mélange gommo-résineux « d'une certaine souplesse; elles sont colorées en

---

(1) Jeannel. — *De la prostitution dans les grandes villes au XIXe siècle*, etc. J.-B. Baillière. Paris, p. 75-76.

« rose, etc...,» détails dont M. Watremey, ex-capitaine d'infanterie, ayant fait la campagne de Chine, m'a confirmé verbalement l'authenticité, en ajoutant que ces instruments ne figuraient point toutefois aux étalages des marchands.

Chez les Grecs, Sapho l'érotique et les jeunes Lesbiennes avaient la réputation de mépriser les hommes et de sacrifier seules à Vénus ; on les avait surnommées « Tribades. » Or le Tribadisme ou la Tribadie — (τριβείν, frotter) — était alors comme maintenant une masturbation en commun, à moins de croire à une endémie étrange de clitorismie chez les femmes de Lesbos (1).

A Rome, sous les empereurs, la manuélisation était fort goûtée des matrones parfois lasses, mais jamais rasssasiées, comme a dit Juvénal. A cette époque les femmes se servaient surtout de Priapes ou Phallus — (φαλλος, pénis) — soit de bois, soit de matières précieuses. « Les Phallus antiques trouvés à Pompeï ou à Herculanum sont très-nombreux

---

(1) « A l'époque ou Parent-Duchatelet, occupé de son travail
« sur la prostitution, faisait des recherches à ce sujet — (dé-
« veloppement anormal du clitoris) — il n'existait à Paris
« que trois prostituées dont le clitoris avait une étendue déme-
« surée et dont le plus développé avait trois pouces de longueur
« et égalait en grosseur la verge d'un enfant de 12 à 14 ans, à
« laquelle il ressemblait à s'y méprendre.

« On croit généralement que, parmi les femmes qui se re-
« cherchent entre elles et qu'on nomme tribades, celles qui
« sont pourvues d'un clitoris volumineux sont les plus agaçantes
« et les plus recherchées. Il n'en est pourtant rien. Ces trois
« prostituées dont je viens de parler étaient d'une grande
« indifférence pour les personnes de leur sexe et même pour
« les hommes ; de sorte que la disposition organique qui leur
« était propre, loin de disposer à la lascivité, semblerait, au
« contraire, contribuer à l'affaiblir... On a observé d'ailleurs
« que les filles qui se recherchent et chez lesquelles cette
« inclination perverse a le plus d'empire, se distinguent par
« leur grâce, leur douceur, leur jeunesse, en un mot, par tous
« les attraits qui les font rechercher des hommes.» —Giraudeau
de St-Gervais.— *Traité des maladies syphilitiques.*p. 550-551.

dans le musée de Naples; la plupart sont en bronze ou en or, etc. (Musée de Naples. Edit. Ledoux, p. 29) (1).

La tribadie aussi était fort répandue, au dire des satiriques du moment (2).

Au moyen-âge, le libertinage et la promiscuité des sexes, conséquence de la misère, étaient au comble ; et l'on pourrait peut-être attribuer en partie à la manuélisation la cause de ces épidémies d'affections nerveuses : épilepsie, hystérie, chorée, catalepsie, extase, fureur utérine, etc., nommées alors crimes de sorcellerie, qui sévissaient sur un grand nombre d'individus à la fois, et que les juges canoniques guérissaient si gaillardement par le feu des bûchers.

De nos jours l'onanisme est passé, pour ainsi dire, dans les mœurs; peut-être est-il même plus répandu qu'autrefois, mais il est moins visible. On le cache, avec juste raison, comme un vice honteux.

Nous n'avons pas à nous occuper des hommes; quant aux femmes, s'il en est beaucoup qui délaissent la manuélisation au temps du mariage, il en est un grand nombre qui conservent cette funeste habitude durant la vie conjugale ou le veuvage, ou ne s'y adonnent qu'à partir de cette époque; nous ferons en sorte plus loin de donner la raison de cet état de choses.

---

(1) Cité par Jeannel. — Loc cit.
(2)   Lenonum ancillas, posita Laufella corona
        Provocat, et tollit pendentis præmia coxæ.
        Ipsa medullinæ frictum crissantis adorat ;
        . . . .
        Nec ibi per ludum simulatur, omnia fient
        Ad verum.....
        Tunc prurigo moræ impatiens, tunc femina simplex,
        Et pariter toto repetitus clamor ab antro:
        « Jam fas est, admitte viros !
                                    JUVENAL. Sat. VI, p. 321

Ceux qui toujours nient quant même, à tort et à travers, n'ont pour se convaincre qu'à jeter un coup d'œil sur la littérature du siècle, ils trouveront à 30 ans de distance au moins, deux livres, deux romans (1) dont le point de départ, le nœud vital, est la tribadie, c'est-à-dire la masturbation en commun. Or les romans ne sont pas, comme on le pense trop, des jeux d'imagination seulement, ce sont aussi les reflets de l'époque qui les voit naître. Les romanciers n'inventent pas les passions ou les vices, ils ne font que les raconter sous une forme agréable ou saisissante.

Si cela ne suffit aux incrédules, qu'ils fréquentent en dernier ressort, les coulisses de certains théâtres de province ou mieux des cafés-concerts ; ce qu'ils y verront, ce qu'ils y entendront ne leur laissera plus aucun doute sur les manœuvres masturbatrices solitaires ou en commun.

CHAPITRE II.

FORMES. — Comme je l'ai fait pressentir, il est plusieurs formes de masturbation chez la femme. Je vais rapidement les passer en revue en en faisant la classification.

On peut tout d'abord établir la division suivante, d'après la configuration des organes génitaux : A, masturbation vaginale ; B masturbation clitoridienne.

A. MASTURBATION VAGINALE. — Presque toujours personnelle et solitaire, elle est moins fréquente

(1) *Mademoiselle de Maupin*, de Th. Gauthier. — *Mademoiselle Giraud, ma femme*, de A. Belot. — Je pourrais citer encore *la fille aux yeux d'or*, de Balzac.

que la seconde. Elle consiste en manœuvres faites
à l'aide de chandelles, de bougies stéariques, de
morceaux de bois, de phallus, de légumes divers
et surtout chez les couturières d'étuis à aiguilles.
Un célèbre chirurgien cite le cas d'une jeune femme
qui, en se masturbant avec un de ces étuis dont je
viens de parler, eut la mauvaise fortune de voir cet
instrument s'ouvrir et son contenu pénétrer dans
la vessie. On trouve dans la science beaucoup d'observations semblables.

A. Schwartz (1) rapporte le cas suivant :

« Une marchande de....., âgée de 25 à 26 ans, d'un
« tempérament vigoureux, se pollua pendant que
« son mari était de garde. L'instrument dont elle
« se servit se rompit ; les efforts qu'elle fit pour le
« retirer furent inutiles ; bientôt la chaleur et l'humi-
« dité du vagin firent dissoudre les ingrédients dont
« il était composé. L'engorgement du vagin et des
« grandes lèvres, les douleurs de la matrice, l'ar-
« deur d'urine et le ténesme ne tardèrent pas à se
« manifester. L'anxiété, la crainte et la honte au
« retour du mari, ne firent qu'aggraver les souf-
« frances de la malade au point qu'elle se décida à
« faire chercher Mme H...., sage-femme. Celle-ci,
« embarrassée au premier moment, voulut d'abord
« m'appeler pour lui donner mes conseils, mais elle
« conçut ensuite l'idée de prendre une aiguille à
« tricoter qu'elle plia à l'une de ses extrémités en
« forme de crochet, et elle parvint avec bien de la
« peine à retirer par morceaux le corps étranger.
« Quelques injections émollientes et résolutives,
« des lavements et un régime antiphlogistique cal-
« mèrent les accidents. La jeune femme promit de
« ne plus récidiver. »

Étant interne à l'Hôtel-Dieu de Lille, en 1869,
j'ai vu une femme d'environ 40 ans demander son
entrée dans cet établissement. Elle pouvait à peine
s'exprimer, et sa figure, en même temps que la

(1) Thèse citée. page 27.

souffrance, dénotait une imbécillité complète. Je la fis placer dans le service du Dʳ Castelain, où elle mourut deux ou trois jours après. Elle m'avait avoué, après bien des détours, que depuis fort longtemps elle s'adonnait à la masturbation vaginale. A l'autopsie je trouvai une perforation du vagin, cause directe de la péritonite aiguë qui avait emporté la malade, perforation produite, sans nul doute, par l'instrument dont se servait cette femme pour assouvir sa malheureuse passion.

B. MASTURBATION CLITORIDIENNE. — Plus fréquente que la précédente, je la subdivise en : 1º personnelle ; 2º étrangère.

1º *Masturb. clitorid. personnelle.* — La manuélisation individuelle ou solitaire est de toutes les formes la plus commune ; on la rencontre aussi bien chez les femmes que chez les jeunes filles. Elle consiste en frottements ou titillations plus ou moins rapides sur le dos du gland clitoridien ou sur le prépuce de cet organe, à l'aide du doigt ou d'un instrument, jusqu'à production du spasme voluptueux.

2º *Masturb. clitorid. étrangère.* — Elle est : α humaine, ou β bestiale.

α. *humaine.* — Tantôt ce sont des vieillards lubriques ou des hommes dépravés qui, pour quelque argent donné à des proxénètes ou aux parents, se livrent à de honteuses manœuvres digitales ou linguales sur de pauvres fillettes qui n'y comprennent pas grand'chose, mais qui s'en souviendront plus tard, malheureusement.

Tantôt ce sont, comme cela se voit dans les pensionnats de demoiselles, des compagnes coupables qui s'aident mutuellement, d'une façon ou d'une autre, à ressentir des plaisirs illicites.

Tantôt, enfin, ce sont des jeunes filles ou des femmes qui, les unes par crainte de la grossesse, les autres ne pouvant éprouver aucune jouissance par les moyens naturels, forcent des amants ou des époux trop complaisants à leur procurer, avec la main ou la langue, le plaisir vénérien pour prix des faveurs qu'elles leur accordent. Quelquefois pourtant ce sont les maris ou les amants qui se livrent, de leur propre mouvement et pour ainsi dire malgré leur compagne, à toutes sortes de pratiques lascives sur les malheureuses avec lesquelles ils vivent. En voici un exemple :

Observation CXII (1). — « Femme de 30 ans, maigre,
« profondément gastralgique et névropathique. Ma-
« riée à 19 ans : un enfant au début, quoique son
« mari fraudât, ne voulant pas avoir d'enfant avant
« un certain âge. Attribuant cette grossesse inat-
« tendue à ce que la fraude avec rapprochement des
« organes génitaux n'est pas sûre, il n'a plus voulu
« user de ce moyen ; mais très-lubrique de sa na-
« ture, il a exercé sur sa femme, avec les doigts,
« des manœuvres si fréquentes et si variées, qu'il
« a fini par déterminer chez elle un éréthisme ner-
« veux poussé jusqu'à la névropathie générale la
« plus douloureuse. Quant à lui, lorsqu'il s'était
« surexcité par le spectacle de l'orgasme vénérien
« poussé, chez sa femme, aux dernières limites, il
« se satisfaisait tout seul ou exigeait d'elle qu'elle
« lui rendît cet ignoble service, etc. »

β *bestiale.* — Ce mode de masturbation est loin d'être le plus rare, surtout dans nos grandes villes. Les prostituées et les femmes galantes, telles sont celles qui s'y adonnent le plus généralement. Elles offrent leur clitoris et leur vulve aux lèchements répétés de jeunes chiens dressés à cet usage dégoûtant.

(1) Bergeret. *Des fraudes dans l'accomplissement des fonctions génératrices*, pages 167-168.

CHAPITRE III.

CAUSES. — Avant de faire le dénombrement méthodique des causes fort variées dans leur nature et très-nombreuses de la manuélisation, je crois bon de m'arrêter un instant pour faire une petite digression anatomo-physiologique qui ne sera peut-être point inutile dans l'exposé qui va suivre.

Les nerfs qui animent les organes sexuels de la femme viennent de deux sources : ceux du vagin proviennent des plexus hypogastriques, ceux du clitoris dépendent des plexus sacrés. Les nerfs ischio-clitoridiens, branches du tronc honteux interne, rampent sur la surface dorsale du clitoris, et, après avoir envoyé de nombreux filets dans le corps caverneux, se perdent dans les replis que forment supérieurement les nymphes pour entourer le clitoris à la façon d'un prépuce. C'est particulièrement dans ce prépuce, où se fait l'épanouissement des filets terminaux des nerfs ischio-clitoridiens, que M. le professeur Sappey place le siége de la sensibilité vénérienne. Il est établi en physiologie que la sensation voluptueuse normale, chez la femme, n'est produite le plus généralement que par les mouvements continués de titillation ou de frottement imprimés par le pénis au clitoris qui vient, à la suite de son érection, se mettre en contact avec le membre viril. L'imagination est un aide puissant, mais, seule, elle peut tout au plus déterminer la congestion physiologique dont la conséquence sera l'éréthisme génital.

On admet aussi que presque toujours l'homme termine plus rapidement l'acte copulateur que la femme, être, en ces circonstances, pour ainsi dire passif. Il en résulte donc souvent que la femme est seulement excitée plus ou moins par l'imagination, le désir, l'espoir de la volupté et le contact intime de l'homme, quand l'éjaculation chez ce dernier vient mettre brusquement fin au congrès sexuel.

Cette lenteur relative dans la production du spasme vénérien semble avoir été méconnue ou mal interprétée par certains auteurs, qui n'hésitent pas à affirmer que la femme est moins que l'homme portée aux plaisirs de l'amour (1); ce qui est encore loin d'être démontré (2).

La suite montrera que ces données peuvent aider à déterminer des causes peu connues de manuélisation.

Les causes d'onanisme sont de quatre ordres :

A. CAUSES PHYSIQUES. — B. CAUSES SOCIALES. — C. CAUSES INTELLECTUELLES ET MORALES. — D. CAUSE MIXTES.

A. — *Causes physiques.* — Je les divise en : 1° Particulières. 2° Morbides. — 3° Mécaniques.

1° *Causes physiques particulières.* — On peut encore les appeler prédisposantes naturelles ; ce sont les tempéraments et les idiosynchrasies. Il est certain que les femmes à tempérament bilioso-sanguin ou bilioso-nerveux, à prédominance ou idiosynchrasie génitale seront, toutes choses égales d'ailleurs, plus portées à la manuélisation que les autres; bien que l'on dise que les femmes frêles et lymphatiques sont plus lascives, ce qui n'est qu'un préjugé.

2°. *Causes physiques morbides.* — Les unes sont *a* externes et les autres *b* internes.

a. Causes physiques morbides externes. — Le défaut de soins et la malpropreté laissent s'amasser entre

(1) Voir Londe, t. I. *Hygiène de l'Encéphale*, ch. I, parag. 6.
(2) Catherine de Russie comptait jusqu'à 12 amants à la fois. — À Patani, dans la Peninsule de Malacca, les hommes sont obligés de se mettre des ceintures pour se défendre des entreprises du sexe féminin. Dr Guillemeau. La *Poligénésie.*

les grandes et les petites lèvres et sous le prépuce clitoridien, surtout, le smegma qui n'est, d'après MM. Robin et Littré, qu'un produit de l'accumulation des cellules épithéliales détachées et humectées par le liquide qu'exsude la muqueuse génitale. En se putréfiant cette matière, mélangée à des poussières venues de l'extérieur, acquiert une certaine acreté qui occasionne aux organes de la génération un chatouillement désagréable. Pour le faire cesser l'enfant malpropre se frotte, se gratte, et s'apercevant qu'à cette manœuvre succède un certain plaisir, un germe de volupté, elle recommence une fois, deux fois, dix fois..., elle est devenue masturbatrice. C'est là une cause des plus ordinaires chez les petites filles.

Certaines affections de la peau et des muqueuses — quelle qu'en soit l'origine — produisent le même effet. Sont dans ce cas : le psoriasis, et l'eczéma des grandes lèvres, l'intertrigo et surtout le prurit vulvaire. Ces affections sont locales, mais il en est de généralisées qui amènent, et c'est un fait reconnu dans les hôpitaux affectés aux dermopathies, un résultat identique, tel sont l'eczéma général, le prurigo étendu, la gale, etc.

Des conformations vicieuses de l'appareil génital produisent le même effet. Ainsi Roubaud (1) dit, en racontant le cas d'une femme sans utérus et dont le vagin n'avait que la longueur du doigt : « Le sens « vénérien, sans présenter une grande énergie, existe « pour les désirs et pour la sensation voluptueuse. « Avant de tomber dans la prostitution, cette femme « avait aimé, et, comme le coït est douloureux par « suite de la brièveté du conduit vaginal, elle trouve « le plaisir dans l'attouchement de l'homme et dans « la masturbation etc.

b. Causes physiques morbides internes. — Je classe

(1) Traité de l'impuissance et de la stérilité chez l'homme et chez la femme, p. 537-538.

sous cette rubrique l'absorption d'aliments et de médicaments amenant une congestion sanguine du côté de l'appareil générateur : Ainsi les mets épicés par le poivre, la cannelle, le clou de girofle, la muscade, la vanille, et les truffes ; les boissons excitantes et spiritueuses; la cantharide sous toutes ses formes; le phosphore, le safran, l'absinthe, la rue, la sabine et tous les emménagogues ; j'ajouterai certaines odeurs fortes de fleurs ou de parfums : musc, benjoin, patchouli, etc., qui agissent sur le système nerveux de certaines femmes à grande impressionnabilité; les drastiques à l'intérieur ou en lavement produisent une action analogue, en congestionnant les viscères du petit bassin. Dans cette classe doivent entrer la constipation opiniâtre, la présence de scybales, ou d'oxyures dans le rectum, qui déterminent des actions réflexes sur les organes sexuels. Je ne mentionne pas les affections encéphaliques autres que la nymphomanie, bien que quelques-unes semblent agir sur l'appareil génital : les maladies du cervelet, par exemple. Toutefois je ne puis omettre l'idiotie ; car, au dire de tous les aliénistes, la passion solitaire existe au suprême degré chez les idiots. Ce sont des êtres « se livrant à cette « déplorable pratique, écrit Esquirol, avec excès, « sans pudeur, sans honte et en présence de tout le monde... et ne paraissant vivre que pour l'ona- « nisme (1) » Descuret (2) accuse aussi la phthisie pulmonaire, mais cela a besoin d'être controlé.

3° *Causes physiques mécaniques.* — α. Certains exercices prolongés, comme la danse et l'équitation, peuvent être considérés comme des causes mécaniques prédisposant à la manuélisation : la danse en congestionnant l'utérus, l'équitation, outre cette raison, par les secousses directes sur le siége et le haut des cuisses et le froissement des organes de la

---

(1) *Maladies mentales.* t. II., p. 331-336.
(2) *La Médecine des Passions.* ch. VI. p. 486.

génération qu'elle occasionne. « Le trot et le petit
« galop, dit Schwartz d'après l'Onania (1), pro-
« voquent souvent une perte de la liqueur séminale
« chez les personnes qui ne sont pas habituées à
« monter à cheval, et qui sont d'une grande sensi-
« bilité, notamment chez les femmes. »

6. La position assise longtemps prolongée, a été
signalée par quelques auteurs.

γ. Quelques métiers mis en jeu par la force corporelle, entre autre la machine à coudre dont l'usage
est si répandu. L'ébranlement que la pédale, dans
son va et vient, imprime à la partie inférieure du
tronc, le mouvement de frottement des grandes
lèvres sur les petites et la chaleur qui en résulte,
occasionnent fréquemment l'onanisme ; et l'écoulement leucorrhéique, presque constant chez les méca-
niciennes, n'est le plus souvent que la conséquence
de pratiques contre nature.

B. — *Causes sociales.* — 1° La richesse qui autorise
une vie sédentaire et inactive, qui permet le repos
prolongé dans des lits de plume chauds, au milieu
de l'atmosphère tiède d'une chambre parfumée; qui
procure en excès une nourriture succulente, amène
fréquemment les pratiques coupables, en laissant
les femmes livrées entièrement au dévergondage
de leur imagination. Aussi rencontre-t-on le vice
génital plus souvent à la ville qu'à la campagne, où
les durs travaux des champs et le grand air usent
largement la nourriture du travailleur. Et si,
cependant, il est aussi fréquent dans la maison du
pauvre que dans celle du riche, cela n'infirme pas
ce que j'ai dit plus haut, car il y a d'autres forces
qui y poussent violemment la fille indigente.

2° En effet, dans la classe besoigneuse, c'est la
promiscuité des sexes et la vie de famille trop
intime qui engendrent l'onanisme. Enfant, la fille

(1) Bœrner *l'Onania.* p. 115.

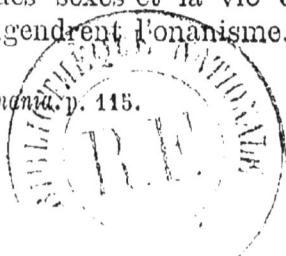

P.   2

du malheureux va courir la rue avec des gamins de son âge, ou bien pour quelques oboles, par semaine, est confiée à quelque vieille garde, ce qui ne vaut guère mieux. Bienheureuse quand, dans l'un de ces deux cas, elle n'a pas l'occasion de satisfaire sa curiosité native et malsaine! Jeune fille, elle entre en apprentissage dans un atelier ou une fabrique; là, les gestes équivoques et les mots obscènes la mettent bientôt sur la voie. Et lorsque, le soir, elle rentre dans la chambre où grouille pêle-mêle toute la famille; où le père, plus ou moins ivre, plus ou moins abruti, ne se gêne nullement pour se livrer salacement, devant sa progéniture, à ses instincts lubriques; où ses frères se frottent contre elle, souvent dans le même lit, elle comprend alors; et, si un reste de pudeur la fait se défendre contre les propositions de ses compagnons de travail ou du premier venu, elle ne se marchande plus à elle-même un besoin de jouissance, qu'elle n'eût peut-être pas éprouvé dans d'autres circonstances.

C. — *Causes intellectuelles et morales.* — Je range dans cette classe les causes suivantes :

α. La vue d'images lascives, telles que les cartes à jouer transparentes, fabriquées en Allemagne et en Belgique, et les photographies microscopiques qui eurent tant de vogue il y a quelques années.

ε. Les statues aux poses voluptueuses et impudiques, ainsi que les peintures de nudités.

γ. Les conversations et les gestes obscènes qui éveillent une curiosité fatale.

δ. La lecture de romans ou de livres malsains qui surexcitent l'imagination et engendrent des pensées lubriques. « Combien de jeunes gens des deux sexes, « s'écrie A. Schwartz, n'ont-ils pas été rendus « esclaves de l'onanisme par la lecture des romans? » Et il ajoute : « J'ai connu à Lille, en Flandre, une « jeune personne, d'un tempérament bilioso-san-« guin, et d'une imagination exaltée, chez laquelle

« les romans firent naître cette malheureuse passion
« avec tant d'impétuosité, qu'elle fut atteinte, en
« très-peu de temps, d'un tremblement des extré-
« mités supérieures et d'une faiblesse de la vue(1). »

ε. Certaines pièces de théâtre agissent d'une façon
plus marquée, quoique moins bien connue peut-être.
Au sortir du spectacle, en effet, et rentrées dans
leurs chambres, sous l'impression, vive encore, du
roman qu'elles ont vu se dérouler devant leurs yeux,
les jeunes filles se mettent à songer ; la tête sur
l'oreiller, de toutes pièces elles se font héroïnes,
leur cerveau délire : elles aiment, elles sont aimées
d'un être idéal qu'elles créent à leur fantaisie. Suivant leur rêve pas à pas, avec ténacité, elles se
voient unies, après mille empêchements, à l'objet
de leur amour, et, insensiblement, l'imagination
aidant, elles se livrent comme sans y penser, à
quelque manœuvre coupable.

ζ. Le mauvais exemple toujours contagieux tient
aussi une large place dans le tableau des causes
morales. Dans les pensionnats de demoiselles, véritables foyers d'infection, c'est en compagnie de ca-
marades d'études — ajoutant toujours l'exemple au
précepte — que se commet la première faute, suivie
de bien d'autres dans la suite.

Ailleurs ce sont des précepteurs, des valets ou
des servantes qui, marchant à pieds joints sur les
devoirs moraux qui leur incombent, initient la jeunesse aux pratiques honteuses. Je pourrais citer à
ce propos, s'il en était besoin, une foule d'observations de divers auteurs : Tissot, Salzmann, Rost fils,
Bœrner, etc. Je me contente de renvoyer le lecteur
aux écrits de ces savants et de ne mentionner que le
cas suivant qui m'a semblé fort intéressant :

« On connaît à Strasbourg l'histoire d'un certain
« précepteur qui abusa d'une manière indigne de la
« confiance qu'on lui avait donnée, pour l'instruction

(1) Loc. cit, p. 8.

« de deux petites filles. Voici le fait. L'ainée de ces
« enfants ayant témoigné un jour une certaine
« répugnance d'assister à la leçon, la mère s'en
« étonna et la pria de s'expliquer : l'enfant hésita
« d'abord ; mais, enfin, elle instruisit sa mère de
« tout ce que le précepteur se permettait avec elle.
« La mère, indignée de ce qu'elle venait d'apprendre,
« engagea son enfant à assister encore pour la der-
« nière fois à la leçon. Elle épia le scélérat et le
« surprit sur le fait. C'était un homme déjà d'un
« certain âge et père de famille. Il fut livré à la
« justice et puni selon la rigueur des lois (1). »

Enfin ne voit-on pas tous les jours des nourrices
mercenaires pousser la stupidité jusqu'à chatouiller
les organes génitaux de leurs nourrissons, afin
d'apaiser leurs cris et de calmer leurs pleurs ?

θ. Chez certaines femmes mariées, un penchant
contrarié, la haine qu'elles ont pour leur mari sont
aussi des causes déterminantes d'onanisme. Forcée
de subir les embrassements d'un homme qu'elle
méprise ou déteste, l'épouse s'y soumet sans mur-
mure, mais avec une répugnance intime, en pensant
à celui qu'elle voudrait sentir près d'elle et qu'elle
aime en secret. Alors peu à peu, sous l'influence de
ses idées, elle substitue, en rêve, à l'époux véritable
l'amant imaginaire et commet ainsi une sorte d'in-
fidélité morale. Rien à reprendre jusqu'ici ; mais
bientôt, dans la solitude, elle refait le même rêve,
en remplaçant l'amant absent par des pratiques
libertines.

D. CAUSES MIXTES. — Bien que fort peu connues
et oubliées par les auteurs, elles n'en sont pas
moins d'une grande fréquence. Toute cause qui fait
que la femme, soit par défaut de rapports sexuels,
soit par des rapports incomplets, est frustrée des
plaisirs que la nature lui a donné le droit de res-

(1) Schwartz. Loc. cit. p. 9.

sentir, doit trouver place dans ce paragraphe. Les principales de ces causes sont : *a*. L'impuissance ou l'indifférence du mari par frigidité, vieillesse, etc. *b*. Le défaut d'harmonie entre les organes copulateurs des deux sexes. *c*. La lenteur de la terminaison de l'acte vénérien chez certaines femmes. *d*. Le désir de l'homme de voir partagé par sa compagne le plaisir qu'elle lui procure. *e*. Le veuvage ou l'absence longue du mari ou de l'amant. *f*. La laideur ou les infirmités physiques de la femme.

a. — On ne peut douter que l'impuissance ou l'indifférence du mari ne prédispose la femme à la masturbation, surtout si elle est jeune et ardente ; c'est là une chose que n'ignorent point les auteurs chinois, et voici à ce propos ce qu'a vu M. Watremez, à l'obligeance de qui je dois ce qui suit : « Il assistait à une représentation théâtrale à Tien-Tsin, et dans un certain passage de la comédie, la scène n'était occupée que par deux acteurs : une jeune femme et un vieux mari. Il était facile de comprendre aux gestes, aux attitudes, en un mot, au jeu des artistes, que la jeune femme faisait remarquer au vieillard cacochyme et impuissant, son époux, que le mariage impose des devoirs intimes qu'il négligeait complétement. Celui-ci alors sortait de scène et revenait bientôt tout joyeux, en lui présentant un de ces phallus gommo-résineux, dont j'ai parlé plus haut, semblant dire : « voici ce dont beau-« coup de femmes dans votre cas se contentent, « faites comme elles, »

b. — Si l'organe mâle est plus mince que normalement ou, quoi que normal, en disproportion avec l'organe femelle ; si le clitoris trop petit, ou, par un vice de conformation assez fréquent, trop haut placé, malgré la turgescence qui dans l'éréthisme le porte en bas vers le pénis, ne peut éprouver une quantité de frottements assez considérable pour déterminer le spasme voluptueux ; la femme, en ce cas, se rendant parfaitement compte de l'état de chose, cherche seule souvent à combler ses désirs, ou quelquefois invite le mari, l'amant ou un mercenaire d'un sexe quelconque à faire naître chez elle le plaisir vénérien. Voici à l'appui de ce dire, ce que je trouve dans Roubaud : « Une femme avait des « passions si ardentes que, ne pouvant les satisfaire « avec son mari — elle était obèse — elle payait un « étranger pour se faire masturber, malgré les « principes religieux et honnêtes qu'elle avait « puisés dans sa famille (1). »

c. — Nous avons vu plus haut que l'homme termine souvent la copulation avant la femme ; il s'ensuit que cette dernière, à cause de cette lenteur qui ne lui permet d'avoir qu'un commencement de plaisir, se dégoûte à la longue d'un acte qui est pour elle plus ennuyeux qu'agréable, et s'abandonne à des pratiques contre nature, solitaires ou étrangères, qui lui permettront de consommer une jouissance que le coït ne lui apprit qu'à pressentir.

d. — Il est chez l'époux ou l'amant un désir, pour ainsi dire inné, que personne ne révoquera en doute : c'est de voir partagée par sa compagne la sensation voluptueuse qu'il éprouve. Si la femme est naturellement froide, et, de plus, habile, elle simule une impression qu'elle ne ressent point, façon adroite et intelligente de s'attacher son conjoint. Mais toutes les femmes n'agissent point ainsi. Quelques-unes à tempérament chaud, à imagination vive, le coït les laissant apathiques, indiquent par des paroles caressantes ou des gestes expressifs à leur amant ou leur mari un moyen détourné d'arriver au but désiré. Or, ce moyen est toujours une manœuvre illicite.

e. — Il se rencontre dans le monde des femmes ardentes, dont le mariage calmait les désirs fougueux. La mort les prive brusquement, et jeunes encore, de leur époux. Les convenances sociales, un

(1) *Traité de l'impuissance et de la stérilité.* T. II, p. 530.

ou plusieurs enfants les empêchent de contracter une nouvelle union. Les scrupules religieux ou la crainte d'une grossesse, en dehors du mariage, leur défendent de prendre un amant ; cependant les désirs deviennent d'autant plus pressants et vivaces, qu'ils ont été comprimés. Comment sortir de cette situation ? Comment arriver à tarir leur soif de volupté ? Par un seul mode, pour les conséquences duquel, dit Juvénal, *Abortivo non est opus*.

Ce que je dis du veuvage vrai, peut s'appliquer absolument au veuvage momentané que les voyages de l'époux occasionnent dans certains ménages. J'eus, en 1871, l'occasion de soigner, à Lille, une femme de 22 ans qui se trouvait dans ce cas. Elle était atteinte de leucorrhée rebelle. Ne pouvant sûrement assigner de causes à cette affection chez une personne de sa constitution, je soupçonnai l'onanisme. Après quelques dénégations cette dame m'avoua que son amant faisait des voyages de plusieurs mois et que durant ce temps elle était torturée par des désirs presque irrésistibles. Elle les calmait à l'aide de titillations clitoridiennes : « J'ai d'abord, « me dit-elle, beaucoup d'attachement pour mon « amant ; et ensuite je n'oserais me livrer à un autre « homme, durant son absence, dans la crainte « d'une grossesse ; je n'ai donc que ce seul moyen « de me satisfaire. »

f. — Fréquemment on trouve des malheureuses, tristement douées par la nature d'une laideur repoussante ou d'infirmités hideuses. Pour elles pas de liaisons, pas de mariage, point d'amour, point d'hommes ; et toutefois, comme les autres personnes de leur sexe, elles ont un cœur à épancher, un besoin inné d'attachement et des sens à satisfaire. Tout le monde les repousse et les raille ; qu'en résulte-t-il ? Elles deviennent presque fatalement les victimes du libertinage solitaire.

— « La masturbation peut tenir quelquefois à

« une disposition héréditaire, car il paraît prouvé
« que des enfants, nés de parents lascifs, succom-
« bent plus facilement aux tentations de la volupté
« que les autres. Nos facultés intellectuelles peuvent
« être transmises par la génération, en sorte qu'en
« naissant nous apportons le germe de nos bonnes
« ou mauvaises qualités :

    « Sæpe patris mores imitatur filius infans.
      « Qualis erat mater filia talis erit :
   « Casta refert castæ genitricis filia mores,
     « Lascivæ numquam filia casta fuit.

             (Chr. Mathiæ. Theat. hist. p. 601).

   « L'expérience nous a fait voir qu'un enfant, né
« de parents innocents, peut quelquefois sucer le
« crime avec le sein d'une nourrice mal choisie. »
« Verum etiam, dit Schurigius, vitiorum quorum,
« cumque sementa moralia cum lacte intro pene-
« trant, ac in vitam perseverant. Observavi sic nu-
« tricem, salacem, furtivam, avaram iracumdam-
« que, suam fragilitatem transtulisse in pueros. (1) »
   J'aurai terminé cette longue énumération des
causes d'onanisme, lorsque j'aurai dit que le hasard
peut, seul, en être le provocateur. « Ce n'est pas
« toujours, écrit Schwartz (2), par des leçons et par
« l'exemple qu'on reçoit la contagion du crime
« d'Onan ; le hasard seul l'a souvent fait apprendre
« à des enfants qui ignoraient le danger et le vice
« auxquels ils se livraient. »

(1) Schwartz, Thèse citée p. 11.
(2) *Loc. cit.* p. 9.

CHAPITRE IV.

SIGNES.

Comment diagnostiquer la masturbation? Cela est, je l'avoue, fort difficile. Il n'est à proprement parler, aucun signe sûr, aucun symptôme vraiment pathognomonique de cette passion; toutefois il existe un certain nombre de caractères qui, pris individuellement, ne diraient rien, mais dont l'ensemble donnera une forte présomption à un observateur attentif, et fera même, presque à coup sûr, soupçonner ce vice, malgré les dénégations des intéressées, à un œil adroit et exercé.

Je classe ces signes sous trois chefs: A. Signes physiques généraux. — B. Signes intellectuels et moraux. — C. Signes physiques locaux.

A. Un teint pâle et blafard; les yeux tristes et troubles; les pupilles dilatées portées en haut et en dedans, quelquefois en dehors; les paupières rouges, engorgées, lourdes, surtout les supérieures, accollées au réveil, et entourées inférieurement d'un demi-cercle bleu-brunâtre; un regard fixe et hébété, dirigé vers le sol; l'allongement et l'aspect languissant du visage; l'amaigrissement rapide, sans maladie qui en rende compte et malgré la voracité de l'appétit; une démarche chancelante et mal assurée; un défaut de coordination des mouvements; une faiblesse musculaire plus ou moins prononcée, surtout vers la région lombaire; un tremblement des membres supérieurs et inférieurs; des sueurs nocturnes; une urine trouble ou sédimenteuse; un frisson presque continuel; la manière de s'asseoir;

la position des mains dans le lit ou durant la veille.

B. Une sorte de tristesse instinctive poussée jusqu'à la taciturnité ; un caractère inégal et chagrin porté jusqu'à la colère ; une timidité exagérée en présence des parents et farouche à l'aspect des étrangers ; une mémoire rebelle ; un esprit obtus ; une indiférence pour le jeu et les travaux d'esprit ; l'amour de la solitude ; une paresse profonde ; l'habitude du mensonge ; les embrassements et les caresses exagérés entre jeunes filles ; enfin un certain aspect, un je ne sais quoi, plus facile à saisir qu'à exprimer par des mots ;

C. La croissance disproportionnée de l'appareil génital externe ; la déchirure de l'hymen quelquefois ; l'humidité anormale du vagin et de la vulve ; la béance, la dilatation et la pâleur ou la rougeur extraordinaires de ces organes ; les écoulements leucorrhéiques ; l'allongement et la sensibilité morbide du clitoris où souvent siégent des excoriations ; enfin les corps étrangers de toutes formes et de toutes matières trouvés dans les organes génito-urinaires, ou le plus souvent rencontrés dans le lit, cachés sous le matelas ; tel est l'ensemble des signes dont la connaissance fera éviter toute erreur et ne permettra pas de révoquer en doute, comme cause originelle, le vice de masturbation chez celles qui les présenteront. Aussi dois-je ajouter ici que — tant est répandue cette triste passion — chaque fois que le praticien, mis en présence d'une des maladies dont nous allons nous occuper, ne pourra lui assigner une cause à peu près certaine, il lui sera permis de soupçonner chez sa patiente des manœuvres illicites ; et il devra diriger ses investigations de ce côté.

CHAPITRE V.

CONSÉQUENCES.

Georget (1) croit que les auteurs qui ont écrit sur l'onanisme, et particulièrement Tissot, en ont beaucoup exagéré les effets.

F. Roubaud (2) dit dans le même sens : « Tous les
« auteurs qui ont pris la masturbation pour sujet
« de leurs études se sont plu, dans une intention
« louable sans doute, mais qui bien souvent n'a pas
« atteint le but qu'ils se proposaient, se sont plu,
« dis-je, à rembrunir sans mesure les couleurs avec
« lesquelles ils peignaient les maux qu'entraîne
« cette funeste habitude. L'ouvrage de Tissot est
« resté, sous ce rapport, un livre classique.

« Si ce n'était pas sortir de mon cadre il serait
« facile de prouver combien ces peintures sont tout
« à la fois exagérées, inutiles et même dangereu-
« ses ; la stricte vérité est suffisamment hideuse
« pour qu'il ne soit pas nécessaire de [la charger
« d'images purement imaginaires. »

Je me range à l'opinion de ces auteurs ; cependant bien qu'exagérées par Tissot, les conséquences
de l'onanisme n'en sont pas moins mortelles quelquefois, terribles souvent, fâcheuses toujours.

Une première question se présente ici, que je ne
puis passer sous silence : celle de savoir si les suites
de la manuélisation sont plus graves ou les mêmes
que les effets résultant des excès vénériens naturels. Je ne puis hésiter à répondre que les consé-

(1) Voir *Physiologie du système nerveux.*
(2) Ouvrage cit. p. 556-557. T. II.

quences de l'onanisme sont plus funestes que celles
du libertinage.

« Cela tient à ce que les masturbateurs ont plus
« souvent l'occasion de se procurer la sensation
« vénérienne que les personnes qui se livrent au
« coït, puisqu'il suffit aux premiers d'être un ins-
« tant seuls; cela tient encore à ce que chez ceux-
« ci l'encéphale est dans une tension prodigieuse,
« et forcé, pour éprouver la sensation vénérienne,
« de se créer un excitant qui lui manque, de se for-
« mer des perceptions, d'éprouver des réminiscences,
« en un mot de se représenter des peintures volup-
« tueuses qui ne sont pas sous les yeux dans le mo-
« ment pendant lequel a lieu la masturbation (1). »

Une seconde question est celle-ci : la femme res-
sent-elle comme l'homme et au même degré les
effets pernicieux du coït et de la masturbation?
Malgré la haute science de l'auteur que je viens de
citer et qui répond par la négative, je ne puis m'empêcher d'émettre un avis contraire au sien. Si en
effet, le plus généralement, comme on le remarque
chez les prostituées, les excès de coït sont sans effet chez la femme, c'est que cette dernière, dans
ces circonstances, ne perd ni physiquement ni mo-
ralement — fluides génitaux, influx nerveux, forces
volontaires. — Car, être passif dans l'acte vénérien,
la femme peut sous l'influence de sa volition, s'af-
franchir quand il lui plaît, de toute participation
corporelle et morale au congrès sexuel. En ce cas
point d'écoulement du liquide vulvo-vaginal, point
de déperdition de l'influx nerveux et volontaire, et
surtout point de soubresauts coïtaux épileptiformes
puisque le spasme fait défaut. Voilà pourquoi les
prostituées peuvent impunément faire leur métier
fort longtemps, et servir de moyen à des excès qui
tueront l'homme mais ne retentiront point sur leur
organisme. Toutefois, il n'en est plus de même

(1) Londe, *Nouveaux éléments d'hygiène*, p. 148. T. I.

quand la femme participe au coït en consommant l'acte, et surtout quand elle se livre à l'onanisme. Celui-ci n'a qu'un but, quels que soient les modes d'agir, celui d'engendrer la volupté. Or autant de fois il y aura sensation voluptueuse, autant de fois l'encéphale se sera surmené pour la faire naître dans des conditions hors nature. Donc il faut admettre que chez la femme, comme chez l'homme, les effets de la masturbation feront tôt ou tard éclater des accidents morbides; et ces accidents, à mon avis, seront plus marqués chez la femme à cause de sa nature à prédominance essentiellement nerveuse.

Ceci admis, je vais parler des affections qui résultent des manœuvres coupables.

Elles sont A. Locales; — B. Générales.

A. *Affections locales.* — Elles sont bénignes ou graves.

1° *Bénignes.* — Je ne m'y arrêterai guère, ce sont: la rougeur des parties génitales, les excoriations de la vulve et du clitoris, la déchirure de l'hymen, la vulvite, la vulvo-vaginite, la dysurie, l'eczéma de la partie interne des cuisses, qui a pour origine, dans ce cas, un écoulement leucorrhéique plus ou moins abondant, sur la nature duquel on ne saurait trop se mettre en garde, surtout au point de vue médico-légal. Cet écoulement peut, en effet, en imposer chez les petites filles et faire croire au viol, comme cela s'est déjà présenté. Je citerai, à ce propos, quelques extraits d'un rapport d'expert sur une prévention de viol mal fondée où l'on trouvera, en même temps, un tableau vrai des désordres que l'onanisme amène dans les organes externes de la génération chez les enfants . . . .

« Le sieur B... nous a rapporté que le 9 à 7 heu-
« res du matin, sa fille, âgée de 14 ans, étant restée
« seule dans sa maison, le sieur E..., son voisin,
« y était venu, qu'il l'avait jetée sur un lit et en
« avait abusé malgré sa résistance. . . . .

« Louise B... interrogée par nous, ne nous a ré-
« pondu qu'avec beaucoup d'hésitations, mais a fini
« par confirmer le récit qui venait de nous être fait.

« *Examen de la jeune B* .. — Louise B... non encore
« réglée, est d'une petite taille, d'une constitution
« chétive, éminemment lymphatique; elle a le teint
« pâle, les yeux cernés.

« I. Les organes sexuels très-développés sont déjà
« flétris et décolorés, les grandes lèvres très-épaisses
« et flasques sont écartées à leur partie inférieure.

« II. La vulve, dont l'entrée est fort élargie, est
« évasée en forme d'entonnoir, au fond duquel est
« refoulée la membrane hymen considérablement
« relâchée, mais sans déchirure et formant une
« sorte d'anneau autour de l'orifice béant du vagin
« dont les dimensions sont telles qu'on peut y in-
« troduire facilement le doigt ; la fourchette est dé-
« primée, mais non déchirée.

« III. Il n'existe, du reste, sur ces parties aucunes
« excoriations. . . . . . . mais elles sont lubré-
« fiées par l'écoulement d'une matière blanchâtre
« qui nous a paru de nature leucorrhéique.

« *Conclusions.* . . — Il est évident que la jeune
« Louise n'a pas été déflorée. . . . mais la flétris-
« sure des organes, la disposition infundibuliforme
« de la vulve, la dépression et la déformation de
« l'hymen, la dilatation de l'orifice vaginal attestent
« une habitude déjà ancienne d'attouchements, et,
« sans doute, d'introduction dans le vagin d'un
« corps plus ou moins volumineux. . . . .

« L'écoulement dont les organes sexuels sont le
« siége, ne peut provenir d'un attentat commis seu-
« lement trois jours auparavant ; il existe déjà de-
« puis longtemps ; ce sont des flueurs blanches
« occasionnées par des habitudes d'onanisme (1). »
(L'examen microscopique des taches de la chemise de
Louise B. démontra la vérité du précédent rapport.)

(1) J. Briant et E. Chaudé. *Manuel complet de médecine
légale*, pages 770-771.

2° *Graves.* — Parmi les suites locales graves, je citerai :

1° Les leucorrhées rebelles, le relâchement des ligaments utérins et de la muqueuse vaginale qui provoquent des chutes et autres déplacements de l'utérus. « J'ai observé, dit Fabre dans son Traité « des Maladies vénériennes (1), une cause d'écoule- « ment, dans les femmes, qui m'en a imposé quel- « quefois, et me l'a fait prendre pour une véritable « gonorrhée. On m'envoya chercher un jour pour « une dame, âgée de 18 ans, qui après six mois de « mariage, ressentait des douleurs dans le vagin « avec un écoulement d'une matière fort abondante « et verdâtre ». . . . . Fabre crut d'abord, comme il le dit trop longuement pour que je puisse le citer in-extenso, à une affection vénérienne et institua un traitement en conséquence. « Cepen- « dant, loin que ces moyens, continue-t-il, apaisas- « sent les accidents, ils les augmentèrent au con- « traire. Comme je n'avais jusqu'alors visité la « malade que superficiellement et qu'elle me dit « sentir une grosseur à la vulve qui semblait vou- « loir sortir, je la fis coucher et je sentis le col de la « matrice descendre jusqu' au bord du vagin. En « questionnant cette dame sur ce qui pouvait avoir « donné lieu, à son âge, à un pareil relâchement « des ligaments de la matrice, elle me fit, par l'in- « quiétude que lui causait sa maladie, les confi- « dences les plus secrètes : elle m'avoua que son « mari l'excitait souvent au plaisir avec les doigts, « et que le frottement qu'il exerçait dans cette opé- « ration était quelquefois si fort que sa chemise en « était tachée de sang. Je vis alors que je m'étais « trompé sur le caractère de la maladie, car je jugeai « que la descente de matrice dépendait de la mastur- « bation qui était capable de causer les douleurs « qu'elle ressentait et de produire l'écoulement. »

(1) Cité par Giraudeau de Saint-Gervais, p. 140-141.

Voici une deuxième observation du même auteur où la leucorrhée se complique de névralgie céphalique, thoracique et gastrique :

« Une jeune femme mariée depuis cinq ans n'a-
« vait point eu d'enfants ; elle avait un écoulement
« fort abondant de matière verdâtre ; elle avait
« beaucoup maigri ; elle se plaignait continuelle-
« ment d'un mal de tête insupportable, avec des
« maux d'estomac et de poitrine ; ses cheveux qui
« étaient les plus beaux qu'on pût voir par leur
« longueur et la quantité, étaient presque tous
« tombés ». . .

Fabre croit encore avoir affaire à une affection virulente, mais le traitement qu'il ordonne ne produit aucun effet salutaire. « Enfin, reprend-il, la
« malade voyant l'inefficacité des remèdes, crut
« devoir m'avouer que, depuis l'âge de 14 à 15 ans,
« une femme de chambre l'avait mise dans le goût
« de se satisfaire elle-même ; qu'elle s'y était livrée
« avec tant d'excès que, depuis son mariage, l'ap-
« proche de son mari lui avait toujours été indiffé-
« rente, et qu'elle était obligée quelquefois de quit-
« ter la compagnie pour aller contenter sa passion.
« Je reconnus alors la véritable cause de la maladie
« et je lui fis si bien sentir les conséquences dan-
« gereuses de son malheureux penchant, qu'elle me
« promit d'y renoncer. »

2° Les engorgements du col et du corps de la matrice (Jozan).

3° Les ulcérations du col, les hémorrhagies, le cancer de l'utérus (Descurret).

4° La cystite et la néphrite (Id).

5° L'incontinence d'urine. « J'ai été, dit Girau-
« deau de Saint-Gervais, souvent consulté pour de
« jeunes demoiselles sujettes à l'incontinence d'u-
« rine, dont la masturbation était la cause. »

6° La péritonite traumatique circonscrite ou généralisée comme j'en ai cité un cas par suite d'une perforation vaginale.

7ᵉ Les corps étrangers de la vessie, causes fréquentes de calculs urinaires et de fistules vésico-vaginales. Ces corps peuvent être de nature très-diverse.

XX: Moreau, chirurgien en chef de l'Hôtel-Dieu de Paris, racontait dans ses cours d'opérations, qu'i avait extrait de la vessie d'une femme, une petite pomme d'api, incrustée de matière calculeuse.

XXI. Une jeune fille s'introduisit par l'urèthre, dans la vessie, un étui de bois dont on se sert pour mettre des aiguilles. On lui en fit l'extraction au bout de trois mois ; il était entouré de substance pierreuse. On retira en même temps plusieurs petits calculs de la vessie, dont quelques-uns étaient de la grosseur d'une noisette, etc. etc.

XXII. Une jeune fille de 20 ans, s'était introduit dans l'urèthre un cure-oreille, et l'avait laissé échapper dans la vessie, etc. etc.

XXVI. Une jeune fille, d'environ 16 ans, se frotta le méat urinaire avec la tête d'une longue épingle noire à cheveux. L'ayant introduite dans l'urèthre, l'épingle lui échappa et tomba dans la vessie. . . .

XXVII. Morgagni rapporte plusieurs observations sur des aiguilles d'os dont les Italiennes se servent pour leurs cheveux, et que des filles lascives s'introduisent dans l'urèthre et laissent échapper dans la vessie. Les douleurs que ces filles éprouvent ensuite dans les voies urinaires les obligent d'en déclarer la cause : mais il en est qui par pudeur ou par d'autres motifs, tâchent de déguiser la vérité et de faire croire que ces aiguilles sont passées des voies de la déglutition dans le ventre et dans la vessie. Leur récit ne peut tromper ceux qui connaissent la voie naturelle et facile par laquelle ces aiguilles et d'autres corps plus grossiers peuvent pénétrer dans la cavité de ce viscère. Moinichen cite ce fait d'une Vénitienne qui se frottant l'urèthre avec une aiguille d'os la laissa échapper dans la vessie. . . . .

. . . . . Une fille de Parme, âgée d'environ 20 ans

P   3

couchait avec une autre fille qui lui introduisit dans l'urèthre une grosse aiguille à tête d'ivoire. Cette aiguille de la longueur du doigt tomba dans la vessie. Peu de jours après cette fille n'urina que goutte à goutte et avec de très-grandes douleurs. La honte de déclarer son aventure lui fit cacher son mal pendant cinq mois. Enfin, maigrissant et ayant de la fièvre, elle eut recours à un chirurgien qui, ayant porté le doigt dans le vagin, sentit une dureté, découvrit un bout de l'aiguille qui avait percé la vessie et le vagin et se contenta d'emporter des matières pierreuses qui incrustaient ce corps étranger. La malade n'étant pas soulagée, on appela un autre chirurgien, qui introduisit une sonde dans la vessie et y sentit un corps dur. Pour soulager les vives douleurs il fit prendre à la malade beaucoup d'huile d'olive, et quelques jours après l'aiguille, qui était inscrutée de matière pierreuse, parut à l'orifice du vagin par le trou fait à la vessie. On la tira avec la main sans l'aide d'aucun instrument. La fille cessa de souffrir et fut en état d'agir, mais il lui resta une fistule vésicale qui donna lieu à une incontinence d'urine (Académie des Sciences de Paris, ann. 1735)

Pour clore la liste des affections locales, j'ajouterai que la stérilité est assez ordinaire chez la masturbatrice, ainsi que l'avortement; quant aux enfants, lorsqu'elles en ont, ils sont, la plupart, chétifs, prédisposés aux tubercules, à la scrofule et au nervosisme.

B. AFFECTIONS GÉNÉRALES.

Avant de commencer la longue énumération des maladies générales dont la cause, prochaine ou éloignée, est l'onanisme, je dois faire une remarque qui m'empêchera peut-être d'être taxé d'exagération. Je n'ai point l'intention de dire ou de faire croire que plusieurs, ou même une seule des affec-

tions dont j'ai parlé plus haut et dont je vais conti-
nuer la nomenclature, soient fatalement dévolues
aux masturbatrices. Suivant l'âge, le tempérament,
et surtout la fréquence des manœuvres, — car ce
sont principalement les excès d'onanisme que nous
avons en vue, — certaines victimes de ce vice géni
tal peuvent rester indemnes, — ce qui est rare tou
tefois, — tandis que d'autres auront une ou plusieurs des maladies qui font le sujet de ce chapitre.
Si ce cadre nosologique paraît long, qu'on n'accuse
point ma fantaisie : je n'ai fait que grouper tous les
éléments de ce tableau, que j'ai trouvés éparpillés
dans les écrits qui, de loin ou de près, ont touché
à la question que je traite, et encore, n'ai-je pas
rapporté tout ce que j'ai lu quand les auteurs s'éga-
raient et attribuaient à la manuélisation, des suites
qui m'ont paru n'avoir avec elle que des rapports
de coïncidence et non de causalité.

Pour plus de méthode, je suivrai dans mon énumération l'ordre des grands systèmes organiques.

Système nerveux. — *Epilepsie.* — Pour beaucoup
d'auteurs, cette affection paraît avoir, chez la femme,
la matrice pour origine, d'où les noms d'Epilepsia
uterina (Sennert), d'Epilepsia ab utero (Jonhston),
d'Epilepsie génitale comme on l'appelait autrefois (1). Si cela est vrai, rien n'est plus facile de
comprendre comment les excès de coït et surtout
de masturbation, en irritant les organes génitaux,
peuvent, à la longue, produire cette manifestation
morbide. D'autre part, dans son mode d'être, l'épilepsie, sauf sa durée indéterminée, a beaucoup d'a-
nalogie avec le spasme vénérien, que les anciens,
frappés du fait, nommaient: Epilepsia brevis. Enfin
l'expérience ne permet pas de contester l'influence
génitale sur la génèse de cette triste infirmité, et le

(1) E. Landais. Strasbourg, 1866. De l'influence du mariage
et de la grossesse sur les maladies, etc., page 26.

rapprochement des crises. Quantité d'observations de savants estimés en font foi, et sont trop connues pour être répétées ici (1). « L'on a vu plus haut, « dit Tissot, que la masturbation procurait l'épi-« lepsie, et cela arrive plus souvent qu'on ne le « croit. Est-il étonnant que ces actes rappellent les « accès, comme je l'ai vu plus d'une fois, dans ceux « qui y sont déjà sujets ; est-il étonnant qu'elle « rende cette maladie incurable ? (2) »

Les idiots, c'est un fait reconnu, lorsqu'ils ne le sont pas tout d'abord, deviennent presque tous épileptiques ; ne serait-ce pas à la cheiromanie, à laquelle ils se livrent avec fureur, qu'il faudrait rapporter cette terrible complication ?

Hystérie. — La maladie féminine par excellence, l'hystérie, si fréquente chez les filles et les femmes, a son point de départ dans l'utérus ou ses annexes, selon Tissot, Dubois d'Amiens, Landouzy, Brierre de Boismont, Morel, Wieger et Schutzemberger. Ce dernier croit, avec Romberg, que l'hystérie est un spasme réflectif produit par l'excitation utérine. D'autres auteurs ne voient dans cette maladie qu'une affection nerveuse idiopathique : tels sont Georget, Forget, Bouillaud, etc., (3). Je me range plus volontiers à la première de ces opinions, qui me rend mieux compte de sa production à la suite de pratiques masturbatrices. Ce ne sont pas là, je ne le cache pas, les seuls agents provocateurs de l'hystérie, je pense que la difficulté de la menstruation, la continence, les émotions vives, le défaut d'attachement (Londe), etc., produisent l'hystérie ; mais je crois devoir placer au premier rang l'onanisme. On n'a, pour s'en convaincre, qu'à interroger adroitement les hystériques : presque toujours les premières manifestations douloureuses ou convulsives

---

(1) V. Tissot. Ouvr. cit. p. 35, 42, 53, 54, etc.
(2) Ouvr. cit. p. 55.
(3) Landais. Thèse citée p. 38 et suivantes.

sont survenues à la suite de manœuvres coupables. L'hystérie est assurément plus fréquente chez les enfants, les veuves et les célibataires, que chez les femmes mariées: n'en est-il pas de même de la masturbation ?

Et quoi qu'en ait dit Parent-du-Châtelet, une statistique de Kiwisch, qui a recueilli plusieurs cas d'hystérie, par suite d'onanisme, prouve que les prostituées y sont aussi sujettes que les autres. Madame Boivin et Dugès affirment, de leur côté, que le libertinage y prédispose les filles publiques, parce que la fatigue des organes génitaux amène un collapsus analogue à la torpeur due à la continence (1).

Après ces affections viennent plus rarement :

La catalepsie, l'extase et cet état complexe dit Nervosisme ou Névropathie protéiforme (Bouchut), qui se caractérise par des tremblements partiels ou généraux, de l'anesthésie, de l'hyperesthésie, des paralysies de courte durée, des douleurs vagues et générales, des vertiges, de l'insomnie, des troubles de la vue et de l'ouïe, etc., etc.; maladie qui semble être un état prodromique d'une affection nerveuse quelconque, qui se montrera bientôt ou rétrogradera, mais ne semble point être une véritable entité morbide.

La Chorée, qui, si elle ne reconnaît pas pour cause le vice rhumatismal, l'hérédité ou l'exemple, peut être presque sûrement attribuée à l'onanisme.

La Nymphomanie ou fureur utérine qui peut être bénigne ou grave, c'est-à-dire mortelle.

La consomption dorsale signalée par Hippocrate, assez rare heureusement et dont Tissot cite plusieurs exemples.

L'encéphalite et le ramolissement cérébral ont été signalés par Racle (2).

(1) E. Landais, loc. cit p. 43 et suivantes.
(2) *Traité de diagnostic médical*, p. 231.

Quant aux facultés intellectuelles on comprend facilement qu'elles se ressentent singulièrement des manœuvres contre nature. Les personnes qui s'y livrent deviennent lâches et pusillanimes ; elles perdent tout bon sentiment ; elles sont distraites et le plus souvent incapables d'un travail sérieux; amantes de la solitude, elles fuient la société et les réunions. Quelques-unes deviennent, grâce à une perte progressive de la mémoire, hébétées et comme stupides ; enfin, dit Schwartz à qui j'emprunte une partie de ce tableau, tourmentées par la mélancolie et le désespoir, elles tombent dans une entière apathie et souvent la manie la plus complète ou le suicide, qui met un terme à leurs maux.

Bien que sombre, ce tableau est vrai parfois, mais dans des cas heureusement rares.

L'hypochondrie, l'imbécillité, la folie paralytique, la démence, le suicide même, peuvent assurément provenir d'excès d'onanisme, mais combien y en a-t-il d'exemples ? Quelques-uns au plus. En voici un communiqué à Tissot par Rast, le fils, célèbre médecin de Lyon (1).

« Un jeune homme de Montpellier, étudiant en « médecine, mourut par l'excès de ces sortes de « débauches. L'idée de son crime avait tellement « frappé son esprit, qu'il mourut dans une espèce « de désespoir, croyant voir l'enfer prêt à le re- « cevoir. »

Cependant si ces conséquences fatales sont rares, il n'en est plus de même de ces deux suites, pour ainsi dire constantes que je rattache aux désordres intellectuels : Je veux parler de l'aversion pour le mariage et plus encore de la répulsion pour le coït, qui souvent désunissent les ménages et jettent la perturbation dans les familles.

Appareil respiratoire. Toux. Essoufflements, douleurs thoraciques, étouffements. — On rencontre ces phéno-

(1) Ouvrage cit. p. 36.

mènes fréquemment chez les enfants et les jeunes femmes. La percussion et l'auscultation ne fournissent aucun indice de leur origine qu'il faut attribuer à une action réflexe à point de départ génital. Voici l'opinion de quelques auteurs sur ce sujet:

Tissot (1). Un affaiblissement des organes de la respiration d'où résultent souvent des toux sèches, presque toujours des enrouements, des faiblesses de voix, des essoufflements dès qu'on se donne un mouvement un peu violent.

Schwartz (2). Chez les uns on observe une altération dans la parole, une succession de sons inarticulés, une discordance ; chez d'autres une faiblesse de voix, un enrouement, une toux sèche, un essoufflement dès qu'on se donne un mouvement un peu violent. Quelque fois il existe une perte totale de la voix (aphonie).

Jozan (3). C'est en effet la cause la plus fréquente des douleurs plus ou moins vives que les masturbateurs ressentent dans la poitrine et dans le dos.

Georget (4). Un accident fréquent et qui ne m'a jamais trompé sur sa nature, ce sont des palpitations de cœur, accompagnées de gêne dans la respiration, de légers étouffements.

Giraudeau de Saint-Gervais (5). On devient sujet à des palpitations, à des étouffements.

Rostan (6), cité par le précédent, dit dans le Dictionnaire de médecine, tome VI : La respiration est gênée, l'individu qui commet des excès (de coït ou d'onanisme) ressent des suffocations fréquentes, des douleurs sous le sternum et dans le dos entre les deux épaules, etc., etc.

(1) Ouvrage cit. p. 46.
(2) Th. cit. p. 12.
(3) Ouvr. cit. p. 672.
(4) Cit. par Londe p. 147-148, t. I.
(5) Ouv. cit. p. 78.
(6) id. p. 73-74.

Phthisie pulmonaire.— Quelle que soit l'essence de cette maladie organique, l'expérience prouve que toutes les causes, qui affaiblissent les individus, y prédisposent plus ou moins. Or l'onanisme s'attaque aux nerfs, aux muscles, au sang qu'il aglobulise, en un mot, à tout l'organisme, et détruit l'harmonie des fonctions ; il peut donc, souvent répété, hâter le processus morbide des tubercules. C'est ce que n'ont méconnu aucuns pathologistes qui classent avec raison les excès de coït et de masturbation au premier rang dans l'étiologie de la tuberculose pulmonaire. ·

Appareil digestif. — Pas plus que les autres, l'appareil digestif n'est épargné ; bien au contraire : généralement, en effet, l'estomac est le premier organe qui souffre des excès génitaux. La digestion est difficile, laborieuse, bien que l'appétit soit vorace. Tantôt il y a vomissement ou diarrhée lientérique, tantôt constipation opiniâtre, souvent perversion dans le goût (Pica, malacia), toujours gastralgie. La chymification est incomplète et, partant, l'absorption intestinale imparfaite ; alors l'assimilation pour réparer les pertes continues de l'organisme a recours à une résorption interstitielle exagérée, qui amène progressivement un amaigrissement considérable et une faiblesse générale, suivis, à un moment donné, de marasme et de fièvre hectique.

Appareil circulatoire. — Du côté de la circulation on remarque des palpitations, des mouvements désordonnés de l'organe central, des lipothymies, quelquefois des syncopes à la moindre émotion ou à la fin du spasme vénérien provoqué. Il n'est pas rare de rencontrer des affections organiques larvées du cœur qui ne se traduisent à leur naissance que par de l'essoufflement, des suffocations passagères, une gêne précordiale ou des accès de toux, symptômes dont il est alors impossible de trouver l'orine; mais auxquels vient bientôt s'ajouter le cortége habituel des signes caractéristiques des maladies cardiaques.

J'aurai terminé cette longue énumération nosographique, alors que j'aurai cité l'anémie, si fréquente chez les femmes, et dont la cause, cependant, échappe si souvent aux praticiens. Elle peut être poussée jusqu'à la cachexie. Tantôt elle est directement occasionnée par la manuélisation, souvent elle n'est que la suite, le complément nécessaire des troubles digestifs, provoqués eux-mêmes par l'affaiblissement ou l'ébranlement morbides de l'élément nerveux.

L'apoplexie, l'induration, les abcès et le cancer du cerveau (Descurret); l'abolition de la vue (Tissot. Schwartz, Rostan); les anévrysmes, les ruptures du cœur, la déformation du Rachis (Rostan); le rachitisme (Tissot); la pneumonie (Londe); la gastrite, l'hépatite, l'entérite (Jozan), etc., etc., ont été considérés aussi comme des conséquences de la masturbation. Mais comme rien ne me prouve encore la vérité de ces assertions, je m'abstiens prudemment d'une affirmation, laissant tout entière aux auteurs cités la responsabilité de leur dire.

CHAPITRE VI.

TRAITEMENT.

Il comporte deux chefs : la première indication tend à prévenir l'onanisme, ou à détruire cette habitude vicieuse, quand elle existe; la seconde indication a pour but de débarrasser l'organisme des maladies qui résultent des pratiques contre nature.

Je n'ai point à m'occuper de la deuxième p
du traitement, qui rentre absolument dans le
maine de la thérapeutique générale. Il me s
de dire que, l'affection étant diagnostiquée, et
cause reconnue, le praticien devra, avant tout,
primer cette cause, sous peine de voir infailli
ment sa médication être inutile et rester inact

Comment prévenir la masturbation ?

Pour arriver à ce résultat, il faut avoir reco
des précautions : *a*. Physiques ; *b*. sociales ; *c*. in
tuelles et morales.

a. Les parents devront veiller à la propreté
organes sexuels de leur fille, et dès l'âge le
tendre, exercer sur ces parties des lavages fréqu
qui empêcheront l'accumulation du smegma e
les grandes et les petites lèvres, et sous le pré
clitoridien. De cette façon, ils éviteront les dé
geaisons prurigineuses qui s'y localisent. Un pr
un intertrigo, un eczéma se produit-il, on se se
ra des moyens que la thérapeutique indique, et
sans attendre.

« On s'attachera à combattre, par un traitem
« antiphlogistique approprié, la vaginite érysi
« teuse si commune chez les ouvrières qui
« forcées de rester assises une grande partie de
« journée.

« Un régime, suivi avec exactitude pendant
« sieurs mois, fera presque toujours dispara
« l'inflammation dartreuse qui affecte assez f
« quemment les organes sexuels, et qui rend sur
« tant de pauvres femmes bien plus malheure
« que coupables (1). »

On évitera dans l'alimentation des jeunes fil
les mets fortement épicés ou excitants, les boiss
spiritueuses ; dans tout traitement le praticien s'
forcera de laisser de côté les purgatifs drastiqu
les lavements irritants, les vésicants à base

(1) Descurret. ouv. cit. p. 503.

...ienne, qui en congestionnant les organes du
bassin peuvent, nous l'avons dit plus haut,
...r un résultat fâcheux sur la génèse de l'ona-
...e.

...ne mettra les enfants au lit qu'après les avoir
...orellement fatigués par des exercices hygié-
...es, parmi lesquels la marche, la course, le
...t et la gymnastique doivent tenir la première
...e.

...e lit sera assez dur, exposé dans un lieu frais
...s être humide ; les bras seront placés en dessus
...s couvertures. Le sommeil sera de 7 à 8 heures
plus et le lever aura lieu sitôt le réveil. L'été, la
...tion sera nécessaire, et l'hiver on la remplacera
...une lotion tiède ou froide sur les organes ex
...nes de la génération, soir et matin.

...a constipation et les oxyures vermiculaires
...geront un traitement prompt et efficace.

...Les parents s'enquerront avec soin des com-
...nes de leur fille, pour éviter la contagion de
...mple ; c'est un point essentiel. Jamais, d'ailleurs
...ne laissera les enfants s'isoler dans une amitié
...intime. Dans les couvents, les pensionnats,
...écoles, les maîtresses de classe devront voir,
...ce à la disposition des tables d'études faites à
...r, tout ce qui se passe dans les salles qu'elles di-
...nt. Les précepteurs, les institutrices, les valets,
...servantes, en un mot, toutes les personnes avec
...quelles les enfants pourront avoir des rapports,
...evront être d'une moralité reconnue, et fera-t-on
...en encore d'établir sur elles, loin de se fier béné-
...lement aux apparences, un contrôle secret mais
...nstant.

...e. Avec un soin jaloux de tous les moments, on
...fforcera d'éviter aux jeunes filles la vue de ta-
...leaux et de sculptures obscènes ou voluptueuses ;
...leur interdira le théâtre, la lecture de romans
...et de livres grivois ; on se gardera devant elles de
...toute conversation licencieuse ou de tout mot à

double entente, en se basant sur ce sot préjugé qu'elles sont ou trop jeunes pour comprendre, ou assez âgées pour savoir.

Enfin, à un âge, qui variera avec la précocité de l'enfant, on n'hésitera pas à indiquer à la jeune fille le rôle que sont destinés à jouer un jour les organes de la génération ; cette indication, bien entendu, sera conforme à la bienséance et à la morale. De la sorte, on n'aura plus à craindre les suites toujours désastreuses d'une curiosité incessante et malsaine qui ne recule devant aucun moyen pour savoir. C'est fort à tort, je pense, qu'on laisse, jusqu'au jour nuptial, les jeunes filles dans l'ignorance absolue de l'usage de certaines parties de leur corps ; elles sentent la réserve que leur oppose une délicatesse morbide et leur jeune imagination n'en travaille qu'avec plus d'ardeur.

« La réserve, dit Londe (1), que la routine adopte « sur ces matières délicates produit souvent de « nuisibles effets. Dans ce cas, comme dans mille au- « tres, ce ne sont pas les lumières qui nuisent à « l'homme, mais bien la manière dont il les reçoit ; « les explications opportunes données à cet égard « par des personnes raisonnables ne peuvent avoir « qu'un résultat avantageux, puisque pour éviter « le danger il faut le connaître ; mais la moindre « découverte faite par un enfant soit dans un livre « obscène, soit dans la conduite trop peu réservée « des gens qui l'environnent, peut avoir pour lui « des suites préjudiciables. »

Cependant, si malgré cette éducation, grâce à un tempérament ardent, à une idiosyncrasie génitale, on supposait la jeune fille prédisposée à la manué-lisation, il ne faudrait point hésiter, si elle était nubile, à la marier le plus vite possible ; si elle n'était pas dans ce cas, on recourrait aux voyages, aux distractions d'une vie nouvelle, ou bien on

---

(1) Ouvr. cit. p. 167.

chercherait à lui inculquer un goût artistique qui puisse la passionner, tel que le dessin, la peinture, la musique, etc., etc.

Dans tous les cas il faut autant que possible fatiguer l'esprit par un travail intellectuel journalier et assidu — les études n'ont jamais tué personne, a dit M. le professeur G. Sée dans un cours de clinique à la Charité — qu'on interrompra de temps en temps par une lecture saine, fortifiante et propre à élever l'intelligence, tout en récréant l'imagination.

....Les mesures prophylactiques n'ont pas été employées ou furent inutiles, l'onanisme est confirmé ; que faut-il faire pour enrayer et détruire cette habitude vicieuse ?

Deux ordres de moyens se présentent : A. Moyens de douceur. B. Moyens de répression que l'on peut employer tour à tour, si l'on s'adresse à des jeunes filles ; mais si l'on a affaire à des adultes célibataires, mariées ou veuves, les premiers seuls sont applicables.

A. *Moyens de douceur*. — La persuasion et la peur suffiront parfois chez les enfants. Jamais, cependant, je le répète, on ne laissera les jeunes filles seules, même la nuit qu'elles passeront dans le lit d'une personne sûre et de leur sexe ; on cherchera à développer chez elles des sentiments généreux, dont la jeunesse est avide et, comme je l'ai déjà dit, une passion avouable et compatible avec la santé. En outre, sans préambule et brusquement, une personne sérieuse et autorisée leur dira que les manœuvres contre nature ne tarderont guère à les priver de leurs fraîches couleurs et de leur beauté, que remplaceront une pâleur livide et une vieillesse hâtive et hideuse. On les effrayera en les menaçant de publier leur crime honteux, sans oublier de leur faire l'énumération des maladies qui sont le résultat de l'onanisme.

Alors encore le mariage est indiqué, s'il est possible, mais les parents feront bien de prévenir l'époux de l'habitude de leur fille, sous peine de voir quelquefois le remède inutile.

Je pense utile de citer ici une méthode préconisée par A. Debay (1) quand il s'agit de jeunes enfants : « Un excellent moyen, écrit-il, c'est de « promettre et de donner des récompenses pour un « exercice physique, pratiqué avant de se coucher, « par exemple de tirer de l'eau à un puits, faire « moudre du café ou tourner un rouet jusqu'à la « fatigue ; lorsque le sujet se dit fatigué l'exciter à « tourner encore en doublant la récompense. L'ex- « trême lassitude dans laquelle tombe l'enfant ne « lui permet plus de penser à son vice ; à peine « jeté sur le lit il s'endort profondément ; et si l'on « peut obtenir de lui le même exercice pendant « quelques semaines, en variant les récompenses, « on obtient un résultat complet. »

Pour la femme mariée le médecin possède un remède puissant, je veux dire la mise en jeu du sentiment maternel. Je cède à cet endroit la place à une plume moins inhabile et plus autorisée :

« Le médecin sera toujours cru lorsqu'il fera « remonter jusqu'à elle (la masturbation), la stéri- « lité future ou présente d'une femme. Il peut « même aller plus loin, et réveiller, toujours au nom « du sentiment de la maternité, les désirs et les « plaisirs sexuels que l'onanisme avait glacés ; il « suffit d'évoquer la nécessité de la volupté dans le « coït, pour que l'imagination retrouve les douces « images, et, par suite, les ineffables sensations, « compagnes de l'amour.

« Mais qu'en de pareils conseils préside une sage « prudence ; car presque toutes les femmes savent « que la fécondation ne s'accomplit pas fatalement « au sein de la volupté, et elles pourront sur ce

(1) *Physiologie du Mariage*, p. 317.

« point vous citer l'exemple de telles ou telles de
« leurs amies qui sont devenues enceintes au mi-
« lieu de l'indifférence vénérienne la plus complète.
« Il faut, en semblable circonstance, prévenir tout
« conflit entre le médecin et la malade, parce que
« celle-ci, en une matière qu'elle croit être plus de
« la compétence de son sexe que de celle de l'homme
« de l'art, s'en référera toujours à l'expérience ac-
« quise soit par elle-même, soit par ses compagnes;
« aussi, je le répète, la plus grande circonspection
« devra être observée sur ce point.

.... Mais si le médecin échoue sur ce point.
« c'est-à-dire s'il ne peut convaincre la femme de
« la nécessité du plaisir sexuel pour la fécondation,
« ou s'il s'adresse à une femme enceinte ou déjà
« mère, il lui reste la ressource de plaider la cause
« des enfants et de les lui montrer frappés de ra-
« chitisme ou de scrofules : rarement une femme
« résiste à de pareils arguments, car dans ses rêves
« dorés de jeune fille ou de mère, elle donne à ses
« enfants une beauté idéale et une santé impossible.
« Je le répète, le sentiment de la maternité adroi-
« tement dirigé est, chez les masturbatrices, un
« moyen puissant non-seulement pour les arracher
« à leurs funestes habitudes, mais encore, dans
« quelques circonstances, pour éveiller en leur ima-
« gination les tendres pensées et les amoureux
« désirs (1). »

B. *Moyens de répression.* — Chez les enfants, trop
souvent, la persuasion et les remèdes moraux, que
nous venons d'indiquer, frappant peu leur esprit,
restent sans utilité et ne donnent aucun résultat. Il
ne faut point alors, dans leur intérêt, hésiter à employer une méthode coërcitive, bien que ses conséquences soient loin d'être sûres.

La surveillance la plus minutieuse pèsera sur

(1) Roubaud. Ouv. cit. pag. 559 et suiv.

eux et les suivra partout et une correction corporelle leur sera infligée chaque fois qu'on les surprendra en flagrant délit de manuélisation.

C'est là le premier moyen répressif; il en est d'autres tour à tour prônés ou décriés; ce sont: 1° l'infibulation; 2° la camisole de force; 3° la ceinture contentive; 4° l'amputation du clitoris et la section du nerf ischio-clitoridien. Je dirai quelques mots de chacune de ces méthodes.

1° A proprement dire l'infibulation chez la femme est une opération qui consiste à passer un anneau entre les grandes lèvres pour en empêcher l'écartement et, partant, tout rapprochement sexuel. C'est un moyen de virginité forcée employé dans l'Inde et dans quelques contrées de l'Afrique.

Faute d'autre expression, on applique aussi ce nom à une opération qui a pour but de fermer complétement l'ouverture externe du canal vulvo-vaginal soit, comme au Darfour et en Nubie, en cousant les lèvres génitales des filles en bas âge, soit en taillant, comme le pratiquent certains peuples d'Asie, un lambeau de peau à chaque grande lèvre et en affrontant les plaies à l'aide de la suture. On ménage, toutefois, dans ces deux cas une petite ouverture pour l'écoulement de l'urine et des règles.

Ces moyens barbares ne peuvent être d'aucune utilité contre la manuélisation. Un simple anneau peut bien empêcher l'introduction du pénis, mais non celle du doigt ou de tout autre engin masturbateur. La suture vulvaire complète ne sera point non plus un obstacle à des pratiques coupables : les attouchements seront médiats au lieu d'être immédiats, mais le but cherché ne sera pas atteint. Je n'ai donc cité cette méthode que pour mémoire, et dans l'intention d'en montrer l'inutilité et d'en conseiller le rejet.

2° La camisole de force, dont l'emploi est si efficace dans le délire furieux, est un moyen plus convenable et plus utile intrinséquement et aussi par l'impression qu'il fait sur les enfants. « J'ai vu, dit

« Descurret (1), un grand nombre d'enfants et d'a-
« dultes des deux sexes tout à fait corrigés à l'aide
« de ce traitement continué pendant une année
« entière. »

Quoi qu'en dise cet éminent moraliste, je ne mets
pas une confiance absolue dans ce système. Je ne
conteste pas qu'il puisse être d'une grande utilité
chez l'homme, mais il n'en est plus de même chez
les femmes, « car, dit avec raison Giraudeau de
« Saint-Gervais, elles n'ont pas besoin du secours
« des mains pour s'irriter voluptueusement. Le
« mouvement d'une cuisse sur l'autre, le simple
« contact des parties externes de la génération sur
« le coin d'une chaise ou d'une table suffisent, pour
« se masturber, à celles qui en avaient l'habitude.»

Cependant il sera bon de commencer les moyens
coërcitifs par l'application de la camisole de force.

3º Un appareil léger et bien conditionné qui
boucherait hermétiquement l'orifice vulvaire, tout
en écartant un peu les cuisses, et en ménageant une
petite ouverture pour le passage de l'urine et des
menstrues, rendrait, je pense, un signalé service
aux masturbatrices, surtout si son usage était
constant ; il serait seulement retiré tous les jours
quelques instants pour les soins de propreté. Tous
les appareils actuels sont trop compliqués et trop
coûteux ; il serait donc à désirer qu'un bandagiste
s'essayât à en fabriquer un plus simple et qui rem-
plît bien les conditions demandées.

Les Circassiennes adaptent à leurs filles une
ceinture génitale, qu'elles portent jusqu'au jour
nuptial ; jadis certains princes, peu confiants en
leurs femmes, leur imposèrent une ceinture de
chasteté ; ne pourrait-on pas employer ce moyen
suggéré par la jalousie, à rendre à la santé de pauvres filles ou femmes égarées par une passion hon-
teuse et funeste ?

(1) Ouv. cit. p. 501.

P   4

4º L'amputation du clitoris, en divers cas, a é
faite et préconisée; pratiquée à l'aide du bisto
ou des ciseaux, elle semble n'offrir aucune gravi
il en est de même de la section des nerfs ischi
clitoridiens. Ces moyens chirurgicaux sont rép
gnants, et, à mon avis, il ne faut les employer qu
la dernière extrémité. Ainsi, lorsque toutes les a
tres méthodes curatives auront échoué et lors
la vie sera compromise, le praticien, après av
pris l'avis de confrères éclairés ne devra pas hési
à en faire usage, mais seulement dans ces circo
tances.

Je n'ai, dans ce chapitre, parlé d'aucun médi
ment, et cela par une raison assez simple: c'
qu'il n'existe nul produit pharmaceutique
puisse avoir une action bien marquée sur le vi
de masturbation. Il est possible que le camphre,
lupulin, le bromure de potassium, le monobromu
de camphre, etc., par leurs propriétés sédativ
générales influent sur les organes génitaux en
gourdissant, en endormant la vitalité spéciale d
parties qui les composent et en annihilant les dé
vénériens naturels, mais peut-on assurer et a-
démontré qu'ils agissent de même sur la mas
bation en amoindrissant, en éteignant cette passi
contre nature et invétérée, qui, comme toutes
autres, a son siége partout ailleurs sans doute
dans les liquides et les solides de l'économie? Q
qu'il en soit, il est rationnel de tenter l'emploi
médicaments précités en même temps que l'u
des méthodes curatives indiquées plus haut.

CHAPITRE VIII.

CONCLUSION.

De ce qui précède, je puis conclure que la masturbation chez la femme semble exister depuis les temps les plus reculés; que ses formes sont fort variées; que ses causes sont excessivement nombreuses et différentes; que ses suites, sans être toujours aussi fatales que quelques auteurs l'ont écrit, sont, cependant, fort graves et quelquefois mortelles; qu'il importe donc beaucoup au médecin de connaître à fond ce vice et ses conséquences, c'est-à-dire les maladies qu'il peut occasionner, sous peine de rester sans ressources dans beaucoup d'affections faute d'en connaître l'étiologie. Je conclus aussi que chez les enfants on peut prévenir l'onanisme par une surveillance attentive, constante et secrète et par une hygiène bien entendue et bien appliquée. Malgré tout ou faute d'attention, ce vice est-il enraciné, on aura recours à la douceur d'abord, puis à la répression et cela sans nul retard. Chez les adultes, la répression étant la plupart du temps inapplicable, le médecin d'accord avec la famille, après avoir habilement recherché la cause originelle du vice, avisera à la faire disparaître, s'il est possible; sinon par un langage tantôt doux, tantôt sévère il s'efforcera d'être persuasif. Appelant à son aide tout ce qui pourra attendrir ou effrayer, tour à tour il retracera à la masturbatrice, la perturbation et le malheur de la famille, la laideur des enfants, le rachitisme, la scrofule, la phthisie qui les attendent au berceau; il peindra la tristesse d'une vieillesse précoce, maladive et solitaire que réserve à sa patiente sa stérilité activement provoquée; enfin il fera passer devant ses yeux le tableau de la paralysie et de la démence qui l'attendent, si elle ne renonce point à sa funeste passion. Il sera presque exceptionnel qu'avec de la patience, de l'adresse et de l'éloquence, le praticien n'arrive pas à détruire l'onanisme quand il l'aura sérieusement et intimement voulu.

Quant aux maris et aux amants trop complaisants — dont le nombre est plus considérable qu'on ne le pense —; le médecin ne saura jamais assez leur répéter qu'ils mettent en danger la santé et même la vie de leurs compagnes. Cela leur suffira la plupart du temps, si toutefois le praticien n'est pas en présence de lâches et ignobles brutes.

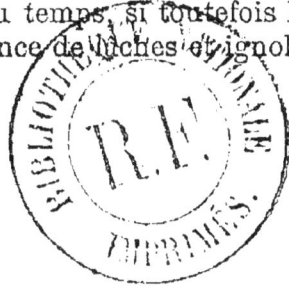

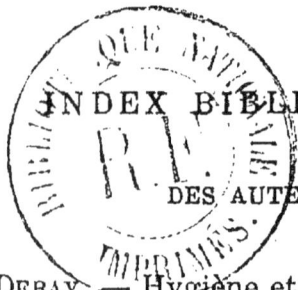

INDEX BIBLIOGRAPHIQUE

DES AUTEURS CITÉS.

A. DEBAY. — Hygiène et physiologie du Mariage. 50ᵉ éd. Paris. Dentu, 1869.

J. B. F. DESCURRET. — La Médecine des Passions. 2ᵒ éd. Paris. Labé. 1844.

BOERNER. — L'Onania.

L. F. E. BERGERET. — Des fraudes dans l'accomplissement des fonctions génératrices. 4ᵉ éd. Paris. J. B. Baillère et fils. Paris 1873.

J. BRIAND et E. CHAUDÉ. — Manuel complet de médecine légale. 6ᵉ éd. Baillière 1858.

CHOPART. — Traité des maladies des voies urinaires, annoté par Segalas. Paris, Delahays, 1855.

ESQUIROL. — Traité des maladies mentales.

FABRE. — Traité des maladies vénériennes.

GEORGET. — Physiologie du système nerveux.

GIRAUDEAU DE SAINT-GERVAIS. — Traité des maladies syphilitiques. Labé. Paris 1840.

GUILLEMEAU. — La poligénésie. Bouchard-Huzard. Paris 1848.

J. JEANNEL. — De la prostitution dans les grandes villes au XIXᵉ siècle. Paris. Baillière 1868.

JOZAN. — Traité pratique des maladies des voies urinaires, etc. 10ᵉ éd. Paris. J. Masson 1864.

E. LANDAIS. — De l'influence du mariage et de la grossesse sur les maladies en général et les névroses en particulier. Thèse de Strasbourg 1866. 2ᵒ série 921.

LITTRÉ et ROBIN. — Dictionnaire de Nysten. 12ᵉ éd.

C. LONDE. — Nouveaux éléments d'hygiène, etc. J. B. Baillière 1847.

Parent du Chatelet. — De la prostitution dans la ville de Paris, etc. Baillière 1857.

Racle. — Traité de diagnostic médical, 3e éd. Paris. Baillière 1864.

Rostan. — Tome VI. Dictionnaire de médecine.

F. Roubaud. — Traité de l'impuissance et de la stérilité chez l'homme et chez la femme. Baillière 1855.

A. Schwartz. — Dissertation sur les dangers de l'onanisme et les maladies qui en résultent. 1815. Thèse pour le doctorat. Strasbourg.

Schurigius. — De spermatologia.

Tissot. — L'onanisme, dissertation sur les maladies produites par la masturbation. nouv. éd. Paris 1820.

Dr Pouillet.

PARIS. — IMP VICTOR GOUPY, RUE GARANCIÈRE, 5.

— Humidité, béance de la vulve et du
— Corps étrangers. — Rougeur mala-

— Uréthrite. — Dysurie. — Ecoule-
ale. — Eczéma des cuisses.
; utérins et de la muqueuse du vagin.
'ps utérins. — Ulcérations du col. —
.inence d'urine. — Péritonite trauma-

lystérie. — Catalepsie. — Extase. —
omption dorsale. — Encéphalite. —

IV. Conséquenclébétude. — Stupidité. — Mélancolie.
; paralytique. — Démence. — Suicide.

— Etouffements. — Phthisie pul-

ne précordiale. — Syncopes. — Affec-
ertaine.
ts. — Diarrhées. — Pica. — Malacia.
ement progressif. — Marasme.

utanées locales et générales. — Eviter
les emménagogues, les vésicatoires à
astique. — Lit dur. — Sommeil court.
Lavages génitaux en hiver, etc.
e. — Choix des domestiques. — Dis-
vue facile des enfants dans les écoles.
ıx, les mots lubriques, le théâtre, les
Goûts artistiques. — Travaux d'esprit.

V. Traitement. ısion. — Peur. — Eveil de sentiments
ırbation. — Mariage. — Récompense,
oir. — *Chez les femmes mariées :* Senti-
.é. — Tableau des maladies des enfants
ıants.
ıvais moyen). — Camisole de force. —
.fs. — Ceinture contentive spéciale. —
ım. — Monobromure de camphre.
toutefois, la cause est supprimée.

I. FORMES

- **A. Masturbation vaginale** . . . Souvent personnelle. — Quelquefois en commun. — Priapes ou phallus. — Bougies. — Chandelles. — Morceaux de bois. — Légumes divers. — Étuis à aiguilles. — Épingles à cheveux, etc., etc.
- **B. Masturbation clitoridienne.**
  - 1° Personnelle. Doigts. — Instruments divers.
  - 2° Étrangère
    - a. Humaine. Vieillards lubriques. — Compagnes de pensionnat. — Amants ou maris complaisants. — Amants ou maris qui ne veulent pas d'enfants.
    - b. Bestiale. Chiens. — Quelquefois autres animaux domestiques.

II. CAUSES

- **A. Physiques**
  - 1° Particulières Tempérament bilioso-sanguin. — Idiosynchrasie génitale.
  - 2° Morbides
    - a. Externes. Malpropreté. — Prurit vulvaire. — Eczéma. — Érysipèle vaginal. — Intertrigo. — Prurigo. — Gale. — Conformation vicieuse des organes génitaux, etc., etc.
    - b. Internes. Aliments épicés, excitants. — Boissons spiritueuses. — Emménagogues. — Lavements irritants. — Drastiques. — Constipations. — Scybales. — Oxyures. — Idiotie. — Phthisie. — Nymphomanie, etc., etc.
  - 3° Mécaniques Danse. — Équitation. — Métiers divers. — Position assise continuelle. — Machines à coudre.
- **B. Sociales**
  - 4° Oisiveté. — Vie molle et inactive.
  - 2° Pauvreté. Vie de famille trop intime. — Ateliers.
- **C. Intellectuelles et morales.** Tableaux, images, statues lascifs. — Gestes obscènes. — Conversations lubriques. — Lecture de romans on de livres grivois et malsains. — Théâtres. — Contagion de l'exemple. — Penchants contraires. — Haine de la femme pour le mari. — Influence grande des précepteurs, institutrices, valets, domestiques et servantes.
- **D. Mixtes.** Innnissance du mari. — Défaut d'harmonie des organes copulateurs. — Lenteur de la terminaison de l'acte vénérien chez beaucoup de femmes. — Désir de l'homme de voir partagé par sa compagne le plaisir qu'elle lui procure. — Absence longue du mari ou de l'amant. — Veuvage. — Laideur et infirmités physiques. — Hérédité. — Hasard.

III. SIGNES

- **A. Physiques** Teint blafard. — Yeux troubles et tristes. — Pupilles dilatées. — Paupières rouges, engorgées, cernées, accollées le matin. — Regard fixe, hébété, stupide. — Visage languissant. — Amaigrissement. — Appétit vorace. — Démarche chancelante. — Tremblements particls ou généraux. — Urines sédimenteuses. — Faiblesse lombaire. — Frissons continus. — Position des mains.
- **B. Intellectuels et moraux.** Tristesse. — Taciturnité. — Amour de la solitude. — Timidité. — Caractère inégal. — Mémoire rebelle, nulle. — Esprit obtus. — Indifférence pour les jeux et la conversation. — Paresse. — Habitude du mensonge. — Caresses exagérées et trop intimes entre jeunes filles, etc.
- **C. Locaux.** Croissance exagérée des organes génitaux. — Déchirure de l'hymen quelquefois. — Humidité, béance de la vulve et du vagin. — Écoulements. — Sensibilité grande du clitoris. — Excoriations vulvaires. — Corps étrangers. — Rougeur maladive ou aspect blafard de la muqueuse génitale.

IV. CONSÉQUENCES

- **A. Locales**
  - 1° Bénignes Rougeur, excoriations vulvaires. — Vulvite. — Vulvo-vaginite. — Uréthrite. — Dysurie. — Écoulements vulvaires et vaginaux. — Décoloration de la muqueuse génitale. — Eczéma des cuisses.
  - 2° Graves Leucorrhées rebelles, abondantes. — Relâchement des ligaments utérins et de la muqueuse du vagin. — Déplacements de la matrice. — Engorgements du col et du corps utérins. — Ulcérations du col. — Hémorrhagies, cancer de l'utérus. — Cystite. — Néphrite. — Incontinence d'urine. — Péritonite traumatique. — Corps étrangers de la vessie et du petit bassin.
- **B. Générales**
  - 1° Sens et système nerveux. Troubles de la vue et de l'ouïe. — Épilepsie. — Hystérie. — Catalepsie. — Extase. — Nervosisme. — Chorée. — Nymphomanie. — Consomption dorsale. — Encéphalite. — Ramollissements cérébraux et spinaux.
  - 2° Facultés intellectuelles. Distraction. — Inaptitude d'un travail soutenu. — Hébétude. — Stupidité. — Mélancolie. — Désespoir. — Imbécillité. — Hypochondrie. — Folie paralytique. — Démence. — Suicide.
  - 3° Appareil respiratoire Toux. — Essoufflement. — Douleurs thoraciques. — Étouffements. — Phthisie pulmonaire.
  - 4° Appareil circulatoire Palpitations. — Arythmies. — Lipothymies. — Gêne précordiale. — Syncopes. — Affections larvées et patentes du cœur. — Chloro-anémie certaine.
  - 5° Appareil digestif. Vomissements. — Voracité. — Diarrhées. — Pica. — Malacia. — Gastralgie. — Absorption impartiale. — Amaigrissement progressif. — Marasme.

V. TRAITEMENT.

- **A. Traitement de l'onanisme.**
  - 1° Prophylaxie.
    - a. Précautions physiques Propreté sexuelle. — Traiter les affections cutanées locales et générales. — Éviter les mets épicés, les spiritueux, les drastiques, les emménagogues, les vésicatoires à la cantharide. — Fatigue corporelle. — Gymnastique. — Lit dur. — Sommeil court. — Lever tôt le réveil. — Natation en été. — Lavages génitaux en hiver, etc.
    - b. Précautions sociales. Choix des compagnes. — Surveillance active. — Choix des domestiques. — Disposition des tables et des lits qui permette la vue facile des enfants dans les écoles.
    - c. Id. Intellectuelles et morales. Éviter les vues obscènes, les gestes libidineux, les mots lubriques, le théâtre, les romans. — Éducation génitale. — Mariage. — Goûts artistiques. — Travaux d'esprit.
  - 2° Traitement proprement dit.
    - a. Douceur Surveillance diurne et nocturne. — Persuasion. — Peur. — Éveil de sentiments généreux. — Tableau des suites de la masturbation. — Mariage. — Récompense, chez les enfants, pour un travail fatigant le soir. — Chez les femmes mariées : Sentiments de la maternité. — Crainte de la stérilité. — Tableau des maladies des enfants futurs. — Avertissement aux maris ou aux amants.
    - b. Répression. Corrections corporelles. — Infibulation (mauvais moyen). — Camisole de force. — Amputation du clitoris. — Section de ses nerfs. — Ceinture contentive spéciale. — Camphre. — Lupulin. — Bromure de potassium. — Monobromure de camphre.
- **B. Traitement des suites de l'onanisme.** . . . Il est du domaine de la thérapeutique générale, lorsque, toutefois, la cause est supprimée.

CATALOGUE

DES

VRES DE FONDS

DE

IEN DELAHAYE & CIE

ÉDITEURS

RAIRES DE LA SOCIÉTÉ ANATOMIQUE ET DE LA SOCIÉTÉ DE BIOLOGIE DE PARIS

ANATOMIE, PHYSIOLOGIE, MÉDECINE
CHIRURGIE, ETC.

PARIS

PLACE DE L'ÉCOLE-DE-MÉDECINE

1876

SOUS PRESSE, POUR PARAITRE PROCHAINEMENT :

Traité médical et chirurgical des maladies de l'utérus et de ses annexes, par MM. PÉAN et CHÉRON, 1 fort vol. in-8 avec figures dans le texte.

Tumeurs de l'abdomen et du bassin envisagées au point de vue de leur diagnostic et de leur traitement par M. le docteur PÉAN, chirurgien de l'hôpital Saint-Louis, etc. 1 fort vol. in-8, avec figures dans le texte.

Traité clinique des maladies de l'utérus, par MM. DEMARQUAY et SAINT-VEL, 1 vol. in-8, avec figures dans le texte.

Maladies chirurgicales du pénis, par M. le docteur DEMARQUAY, chirurgien de la Maison municipale de santé, etc., ouvrage publié par MM. VOELKER et CYR, 1 vol. in-8, avec figures dans le texte.

Éléments d'anatomie comparée des animaux invertébrés, par le professeur HUXLEY. Ouvrage traduit de l'anglais par le docteur G. DARIN, 1 vol. in-12, avec figures dans le texte.

Traité élémentaire de chimie médicale, par le docteur RABUTEAU, 1 vol. in-8, avec figures dans le texte.

Traité élémentaire de physique médicale, par le docteur RABUTEAU, 1 vol. in-8. avec figures dans le texte.

Traité élémentaire d'histoire naturelle médicale, par le docteur RABUTEAU, 1 vol. in-8, avec figures dans le texte.

Le diabète sucré et son traitement diététique, par le docteur CANTANI. Ouvrage traduit de l'italien, par le docteur CHARVET, 1 vol. in-8, avec planches.

Traité de diagnostic médical, par le docteur GUTTMANN, ouvrage traduit de l'allemand par le docteur HAHN, 1 vol. in-18.

Leçons sur les maladies de l'appareil lacrymal, par F. PANAS, chargé du cours complémentaire d'ophthalmologie. 1 vol. in-8, avec figures dans le texte.

Traité élémentaire des maladies de la peau, par le docteur de MONTMÉJA. 1 vol. in-8 avec planches.

Traité pratique d'auscultation et de percussion, par le docteur WOILLEZ, médecin de l'hôpital de la Charité, etc. 1 vol. in-18, avec figures dans le texte.

Manuel de matière médicale et de thérapeutique, par le docteur GARROD. Ouvrage traduit de l'anglais par MM. CARRIÈRE et LABADIE-LAGRAVE. 1 vol. in-18.

Nouveaux éléments de thérapeutique et de matière médicale, par le docteur AUDHOUI, médecin des hôpitaux, etc. 1 vol. in-8.

Leçons de thérapeutique faites à la Faculté de médecine de Paris, par le professeur GUBLER, recueillies et publiées par le docteur LEBLANC. 1 vol. in-8.

Traité de médecine légale, par le docteur Georges BERGERON, professeur agrégé à la Faculté de médecine de Paris. 1 vol. in-8, avec planches.

Traité de pathologie et chirurgie de l'appareil urinaire, par le docteur MALLEZ. 1 vol. in-8, avec planches en chromolithographie.

Manuel de physiologie, par le docteur FORT. 1 vol. in-18, avec figures dans le texte.

Études cliniques sur la paralysie générale, par le docteur MAGNAN. 1 vol. in-8.

Clinique des maladies des organes génitaux internes de la femme, professée à l'Hôtel-Dieu, par le docteur Alphonse GUÉRIN, chirurgien de l'Hôtel-Dieu, membre de l'Académie de médecine, etc. 1 vol. in-8.

Introduction à l'étude de la médecine ou application des sciences à l'art guérir, par le docteur Édouard FOURNIÉ, médecin à l'Institut des Sourds-Muets, etc., 1 vol. in-8, avec figures dans le texte.

Recherches sur l'inflammation chronique de l'urèthre, ses causes, s effets et son traitement, par le docteur Aug. MERCIER. In-8.

Traité théorique et pratique des applications de l'électricité à la médecine et à la chirurgie. 1 vol. in-8, avec 150 figures dans le texte, par le docteur CHÉRON, docteur ès sciences, médecin de Saint-Lazare, etc.

PARIS. — IMPRIMERIE DE E. MARTINET, RUE MIGNON 2

CATALOGUE DES LIVRES DE FONDS

DE LA LIBRAIRIE

V. ADRIEN DELAHAYE ET CIE

ACABEG. **De l'épilepsie et de sa guérison,** traduit de l'anglais. In-12. 1869. 1 fr.

Agenda-Formulaire des médecins-praticiens, publié sous la direction de M. le docteur Bossu, paraissant tous les ans, du 1er au 10 décembre, 1 vol. in-18 de 400 pages, broché. 1 fr. 75
Reliures depuis 3 fr. jusqu'à 9 fr.

ALLING. **De l'absorption par la muqueuse vésico-uréthrale.** In-8. 1871. 1 fr. 50

ALIX. **Du typhus** à propos d'une épidémie de fièvre typhoïde à Lyon (1874). In-8. 1875. 1 fr. 50

ALIX. **Du traitement des maladies aiguës.** In-8. 1874. 1 fr.

ALIX. **Réflexions sur les transformations des doctrines médicales.** In-8. 1873. 2 fr.

ALIX. **Observations médicales en Algérie.** 1 vol. in-8. 1869. 4 fr.

ALMAGRO. **Étude clinique et anatomo-pathologique sur la persistance du canal artériel.** Mémoire accompagné de 3 planch., dont une coloriée, 1862. 3 fr. 50

Almanach général de médecine et de pharmacie, pour la France, l'Algérie et les colonies, publié par l'administration de l'*Union médicale*, paraissant tous les ans du 1er au 10 décembre. 1 vol. in-12 d'environ 600 pages. 4 fr.

ALTHAUS (J.). **Applications pratiques de l'électricité** au diagnostic et à la thérapeutique. Description des appareils employés dans les deux mondes, et perfectionnements apportés récemment à leur usage. Traduit de l'anglais et annoté par le Dr G. Darin. In-8 de 100 pages et 41 figures dans le texte. 1876. 3 fr.

ALUISON. **Essai statistique sur la pathogénie de la folie.** Grand in-8 de 43 pages, 1866. 1 fr. 50

AMANIEU. **Vertiges, siége et causes.** In-8. 1871. 1 fr. 50

AMYOT. **Odontologie.** Hygiène de la bouche. In-12 de 44 p., 1867. 1 fr.

ANCEL. **Des ongles au point de vue anatomique, physiologique et pathologique.** In-8 de 147 pages et 5 figures dans le texte. 1868. 3 fr.

ANGER (B.). **Pansement des plaies chirurgicales.** In-8 de 230 p. 1872. 3 fr. 50

ANGER (B). **Conférences de clinique chirurgicale,** faites à l'hôpital St-Antoine (année 1874). In-8, avec figures dans le texte. 2 fr.

ANNER. **Étude des causes de la mortalité excessive des enfants pendant la première année de leur existence; et des moyens de la restreindre; recherches sur l'infanticide.** 1 vol. in-12. 1872. 2 fr. 50

ANNER. **Guide des mères et des nouveau-nés.** Ouvrage couronné par la Société protectrice de l'enfance de Paris en séance publique du 23 janvier 1870. 1 vol. in-18 de 200 pages. 1870. 2 fr.

Annuaire général des sciences médicales, par le Dr CAVASSE. 5 vol. (années 1857, 1858, 1859, 1860 et 1862). Prix de la collection. 10 fr.

ARMAINGAUD. **Pneumonies et fièvres intermittentes pneumoniques.** In-8 de 40 pages, et tracés thermographiques. 1872. 2 fr.

ARMAINGAUD. **Du point apophysaire dans les névralgies et de l'irritation spéciale.** in-8 de 61 pages. 1872. 2 fr.

ARMAINGAUD. **De nos institutions d'hygiène publique et de la nécessité de les réformer.** In-8 de 24 pages. 1873. 50 c.

ARMAND. **Du traitement de la coqueluche par l'hydrate de chloral et le bromure de potassium.** In-8 de 47 pages. 1873. 1 fr. 50

ARTHUIS. **Traitement des maladies nerveuses et des affections rhumatismales par l'électricité statique.** 1 vol. in-12. 1873. 2 fr.

ARTHUIS. **Traitement de la phthisie pulmonaire ou maladie de poitrine.** In-8 de 68 pages. 1869. 1 fr.

AUBURTIN. **Recherches cliniques sur les maladies du cœur**, d'après les leçons de M. le professeur Bouillaud ; précédées de *Considérations de philosophie médicale sur le vitalisme, l'organicisme et la nomenclature médicale*, par le professeur BOUILLAUD. 1 vol. in-8 de 448 pages. 3 fr. 50

AUDHOUI. **Pathologie générale de l'empoisonnement par l'alcool.** In-8 de 131 pages. 1868. 2 fr.

AUDHOUI. **Réflexions sur la nature des varioles observées aux ambulances de Grenelle pendant le siége de Paris.** In-8 de 63 pages. 1871. 1 fr.

AUGIER (A.). **Recherches sur le développement des pariétaux**, à la région sagitalle. In-8 de 82 pages. 1875. 2 fr.

AUGIER. **De l'anémie artificielle** dans les opérations sur les membres (méthode d'Esmarch). In-8 de 48 pages, 1874. 1 fr. 50

AUZILHON. **Introduction à l'étude de l'ulcère simple.** In-8 de 134 pages avec une planche. 1869. 2 fr. 50

AZAMBUJA (O). **De l'ozène et de son traitement.** In-8 de 82 pages. 1875. 2 fr.

AZÉMA. **De l'ulcère de Mozambique**, suivi d'un rapport lu à la Société de chirurgie de Paris, par M. Aug. CULLERIER, chirurgien de l'hôpital du Midi. In-8, 1863. 2 fr.

AZMI. **Des hémorrhagies dans la cirrhose.** In-8, 1874. 2 fr.

BACCELLI, professeur de clinique médicale à l'Université de Rome. **Leçons cliniques sur la Perniciosité**, précédées d'une lettre du professeur Teissier (de Lyon), traduites de l'italien par L. Jullien, interne des hôpitaux de Lyon, in-8. 1871. 2 fr.

BACCELLI. **Leçons de clinique médicale**, 2e fascicule : de l'empyème vrai ; de la fièvre subcontinue, traduite de l'italien par G. Jullien, interne des hôpitaux de Lyon. 1872. 2 fr.

BAILLY. **Sur la rotation artificielle du crâne** dans les positions occipito-postérieures. In-8 de 19 pages. 1867. 75 c.

BAILLY. **Traitement de l'avortement.** In-8 de 24 pages. 1870. 1 fr.

BAILLY. **D'un nouveau céphalotribe** dit céphalotribe fenêtré. In-8. 1872. 50 c.

BALESTRE (A.). **Du rôle de l'inanition dans la pathologie.** In-8 de 93 pages. 1875. 2 fr. 50.

BALTUS. **Théorie du microzyma**, étude théorique et pratique de la pyogénèse. In-8 de 80 pages. 1875. 2 fr. 50.

BARELLA. **Clinique médicale des affections du cœur et de l'aorte.** Observations de médecine pratique, traduites de l'anglais. Tome Ier. 1874. 6 fr.

BARBASTE. **Vues sur l'enseignement supérieur**, ou plan d'étude de la science de l'homme. 1 vol. in-12 de 378 pages. 1876. 5 fr.

BARÉTY. **De l'adénopathie trachéo-bronchique en général et en particulier dans la scrofule et la phthisie pulmonaire**, précédée de l'étude topographique des ganglions trachéo-bronchiques. 1 vol. in-8 de 330 pages et 6 planches. 1874. 6 fr.

BARQUISSAU. **De l'éclampsie puerpérale.** In-8. 1872. 2 fr.

BARTHAREZ. **Du traitement des hémorrhagies de matrice par le sulfate de quinine.** In-8 de 42 pages. 1872. 1 fr. 50

BASSAGET. **Le matérialisme et le vitalisme en médecine,** étude comparée. In-8. 1870. 2 fr.

BASTARD. **Étude sur le traitement de la suette miliaire.** Avantage des bains tièdes. 1 vol. in-8 de 279 pages. 1867. 4 fr. 50

BASTIOU. **Quelques réflexions sur le traitement de la diphthérie en général** et sur l'emploi des balsamiques en particulier ; appendice, un nouveau modèle de trocart, in-8 de 56 pages. 1874. 1 fr. 50.

BAUCHET. **Des lésions traumatiques de l'encéphale.** Paris, 1860. In-8 de 200 pages. 3 fr.

BAUCHET. **Du panaris et des inflammations de la main.** Paris, 1859. 1 vol. in-8, 2e édition, revue et augmentée. 3 fr. 50

BAZIN, médecin de l'hôpital Saint-Louis, etc. **Leçons sur le traitement des maladies chroniques en général, et des affections de la peau en particulier, par l'emploi comparé des eaux minérales, de l'hydrothérapie et des moyens pharmaceutiques,** professées à l'hôpital Saint-Louis par le docteur BAZIN, rédigées et publiées par E. MAUREL, interne des hôpitaux, revues par le professeur 1 vol. in-8 de 480 pages. 1870. Prix, broché, 7 fr.; cartonné en toile. 8 fr.

BAZIN. **Leçons sur la scrofule,** considérée en elle-même et dans ses rapports avec la syphilis, la dartre et l'arthritis. 1 vol. in-8, 2e édition, revue et considérablement augmentée. 1861. 7 fr. 50

BAZIN. **Leçons théoriques et cliniques sur les affections cutanées parasitaires,** professées à l'hôpital Saint-Louis, rédigées et publiées par POUQUET, revues et approuvées par le professeur. 2e édition, revue et augmentée. 1 vol. in-8 orné de 5 planches sur acier. 1862. 5 fr.

BAZIN. **Leçons théoriques et cliniques sur la syphilis et les syphilides,** professées à l'hôpital Saint-Louis, par le docteur BAZIN, publiées par le docteur DUBUC, revues et approuvées par le professeur ; 2e édition considérablement augmentée. 1866. 1 vol. in-8 accompagné de 4 magnifiques planches sur acier, figures coloriées. 10 fr. Sépia. 8 fr.

BAZIN. **Leçons théoriques et cliniques sur les affections cutanées de nature arthritique et dartreuse,** considérées en elles-mêmes et dans leurs rapports avec les éruptions scrofuleuses, parasitaires et syphilitiques, professées à l'hôpital Saint-Louis par le docteur BAZIN, rédigées et publiées par le docteur Jules BESNIER, revues et approuvées par le professeur. 2e édition revue et augmentée. 1868. 1 vol. in-8. 7 fr.

BAZIN. **Leçons théoriques et cliniques sur les affections cutanées artificielles et sur la lèpre, les diathèses, le purpura, les difformités de la peau,** etc., professées à l'hôpital Saint-Louis par le docteur BAZIN, recueillies et publiées par le docteur GUÉRARD, revues et approuvées par le professeur. 1862. 1 vol. in-8. 6 fr.

BAZIN. **Leçons sur les affections génériques de la peau,** professées à l'hôpital Saint-Louis par le docteur BAZIN, recueillies et publiées par les docteurs BAUDOT et GUÉRARD, revues et approuvées par le professeur. 1862 et 1865. 2 vol. in-8. 11 fr. Le tome II se vend séparément. 6 fr.

BAZIN. **Examen critique de la divergence des opinions actuelles en pathologie cutanée,** leçons professées à l'hôpital Saint-Louis par le docteur BAZIN, rédigées et publiées par le docteur LANGRONNE, revues et approuvées par le professeur. 1 vol. in-8. 1866. 3 fr. 50

AYLE. **De l'embaumement dans les temps anciens et modernes,** suivi de l'exposé d'une méthode nouvelle sans incisions. 1 vol. in 12. 1873. 2 fr.

EAU. **Étude physiologique et chimique sur la période de défervescence dans les maladies aiguës et fébriles.** In-8 de 125 p. et 2 pl. 1873. 2 fr. 50

EAUREGARD. **Études et observations sur le ptyalisme essentiel.** In-8. 1875. 50 c.

BÉCHAMP. **Des microzymas et de leurs fonctions** aux différents âges d'un même être. In-8 de 117 pages et une planche. 1875.   3 fr.

BECQUEREL. **De l'empirisme en médecine,** 1844. 1 vol. in-8 de 82 pages.   2 fr.

BECQUEREL. **Recherches sur la composition du sang dans l'état de santé et dans l'état de maladie,** par BECQUEREL et RODIER. 1843. In-8 de 128 p.   2 fr.

BELLIÈRE (de la). **Étude sur l'otite des phthisiques** et principalement sur sa pathogénie. In-8 de 88 pages. 1874.   2 fr.

BÉLINA (DE). **De la transfusion du sang défibriné,** nouveau procédé pratique. 2° édition. In-8 de 66 pages. 1873.   2 fr.

BELLOC. **De l'ophthalmie glaucomateuse,** son origine et ses divers modes de traitement. In-8 de 138 pages. 1867.   3 fr.

BENNI. **Recherches sur quelques points de la gangrène spontanée** (accidents inopexiques et endartérite hypertrophique). In-8 de 140 pages. 1867.   2 fr. 50

BÉRENGER-FÉRAUD, médecin principal de la marine. **Traité de l'immobilisation directe des fragments osseux dans les fractures.** 1 vol. in-8 de 768 pages, avec 102 fig. dans le texte. 1870.   10 fr.

— **Traité des fractures non consolidées ou pseudarthroses.** 1 vol. in-8 de 700 pages, avec 102 figures dans le texte. 1871.   10 fr.

— **De la fièvre bilieuse mélanurique des pays chauds,** comparée avec la fièvre jaune ; étude clinique faite au Sénégal. 1 vol. in-8 de 442 p. 1874.   7 fr.

— **De la fièvre jaune au Sénégal,** étude faite dans les hôpitaux de Saint-Louis et de Gorée. 1 vol. in-8 de 440 pages. 1874.   7 fr.

BÉRANGER-FÉRAUD. **Traité clinique des maladies des Européens au Sénégal.** 2 vol. in-8. 1875-76.   16 fr.

BERGEAUD. **Recherches sur la nature et le traitement des manifestations laryngées de la tuberculose.** In-8 de 54 pages. 1873.   1 fr. 50

BERGEON. **Des causes et du mécanisme du bruit de souffle.** In-8 de 103 pages et 40 figures. 1868.   3 fr.

BERGEON. **Théorie des bruits physiologiques de la respiration.** In-8 de 20 pages. 1869.   1 fr.

BERGEON. **Recherches sur la physiologie médicale de la respiration** à l'aide d'un nouvel appareil enregistreur, l'Anapnographe (Spiromètre écrivant). 1er fascicule : **Description de l'anapnographe, ses applications. Considérations générales sur les voies respiratoires ; rôle de la glande lacrymale dans la respiration.** In-8 de 100 pages avec figures intercalées dans le texte.   3 fr.

BERGERON (A.). **Le Chloroforme dans la chirurgie des enfants.** In-8 de 72 pages. 1875.   2 fr.

BERGERON (G.). **Recherches sur la pneumonie des vieillards** (pneumonie lobaire aiguë). In-8 de 80 pages et 1 tableau. 1866.   2 fr. 50

BERMOND. **Étude sur la taille périnéale.** In-8 de 52 pages. 1874.   1 fr. 75

BERNADET (Ch.). **Du catarrhe de la vessie chez les femmes réglées.** In-8 de 112 pages. 1865.   2 fr. 25

BERNIER DE BOURNONVILLE. **Appendice au traitement des maladies des femmes : Des bandages et des ceintures hypogastriques.** In-8 de 86 pages. 1873.   2 fr.

BERTAIL. **Étude sur la phthisie diabétique.** In-8 de 68 pages. 1873.   2 fr.

BERTHIOT. **Grossesse et maladies du cœur.** In-8 de 88 pages 1876.   2 fr.

BERTHIER, médecin de l'hospice de Bicêtre. **Des névroses menstruelles,** ou la menstruation dans ses rapports avec les maladies nerveuses et mentales. 1 vol. in-8, 296 p. 1874.   5 fr.

BERTHIER. **Des névroses diathésiques,** ou les maladies nerveuses dans leurs rapports avec le rhumatisme, la goutte, les dartres, la syphilis, le cancer, la scrofule, etc., 1 vol. in-8 de 244 pages. 1875.   5 fr.

BERTHIER. **Classification et diagnostic des maladies mentales.** In-8 de 32 pages. 1873. 1 fr. 50

BERTHOMIER. **Mécanisme des fractures du coude chez les enfants,** leur traitement pas extension. In-8 de 70 pages. 1875. 2 fr.

BERTHOLLE. **Des corps étrangers dans les voies aériennes.** In-8. 1866. 2 fr.

BERTIN. **Étude clinique de l'emploi et des effets du bain d'air comprimé dans le traitement des maladies de poitrine,** etc. 2e édition, 1 vol. in-8 de 741 pages, et 1 planche. 1868. 7 fr. 50

BERTIN. **Étude critique de l'embolie dans les vaisseaux veineux et artériels.** 1 vol. in-8 de 492 pages. 1869. 8 fr.

BÈS. **De l'érythème noueux dans certaines maladies.** In-8 de 80 p. 1872. 2 fr.

BESNIER (Jules). **Recherches sur la nosographie et le traitement du choléra épidémique,** considéré dans ses formes et ses accidents secondaires (épidémies de 1865 et 1866). In-8 de 192 p., avec fig. intercalées dans le texte. 1867. 3 fr. 50

BEYRAN. **Leçons sur les maladies des voies urinaires.** In-8 de 35 pages. 1866. 1 fr. 25

BEYRAN. **Diagnostic différentiel des affections du testicule,** leur symptomatologie et leur traitement. In-4. 1850. 1 fr. 25

BIDLOT. **Études des diverses espèces de phthisie pulmonaire et sur le traitement applicable à chacune d'elles.** 1 vol. in-8 de 253 pages. 1868. 4 fr.

BILHAUT. **Étude sur la température dans la phthisie pulmonaire.** In-8 de 51 pages et 4 planches. 1872. 1 fr. 75

BINET. **Du cornage broncho-trachéal** et de ses rapports avec la mort subite. In-8 de 102 pages. 1875. 2 fr.

BIROT. **Essai sur les albumines pathologiques.** In-8 de 116 p. 1874. 3 fr.

BIVORT. **Observations et études sur les causes, la prophylaxie et le traitement de la fièvre typhoïde.** In-8. 1867. 2 fr.

BLACHER. **Du traitement de la syphilis.** In-8 de 56 pages. 1873. 1 fr. 50

BLANC. **Étude sur le cancer primitif du larynx.** In-8 de 92 pages et 1 planche. 1872. 2 fr. 50

BLAQUART. **Étude critique sur la digitaline au point de vue chimique et physiologique.** In-8 de 94 pages. 1872. 2 fr.

BLAIN. **Des éliminations critiques dans les affections puerpérales et de leur valeur pronostique.** In-8 de 60 pages et 1 planche. 1873. 2 fr.

BLOXAM (professeur de chimie à King's college de Londres, etc.) **Enseignement du laboratoire** ou exercices progressifs de chimie pratique, ouvrage traduit par le Dr G. Darin. 1 vol. In-12 avec 89 figures dans le texte. 1875. 5 fr.

BOCHEFONTAINE. **Recherches expérimentales relatives à la contractilité de la rate,** à l'action du sulfate de quinine, et de quelques autres substances sur cet organe. In-8 de 111 pages et 1 planche. 1873. 2 fr. 50

BOECHAT. **Recherches sur la structure normale du corps thyroïde.** In-8 de 44 pages et 1 planche. 1873. 1 fr. 75

BOEHM. **De la thérapeutique de l'œil, au moyen de la lumière colorée,** traduit de l'allemand par KLEIN, traducteur de l'*Optique physiologique* de Helmholtz, avec 2 planches coloriées. 1 vol. in-8. 1871. 4 fr.

BOENS (H). **Louise Lateau,** ou les mystères de Bois-d'Haine dévoilés. 2e édition revue et considérablement augmentée. 1 vol. in-12 de 266 pages. 1875. 2 fr.

BOENS. **Fin de la comédie** de Bois-d'Haine. In-8. 1876. 50 c.

BOILLET. **Malades et médecins.** 1 vol. in-12. 1872. 1 fr. 50

BOILLET. **Les instincts des malades peuvent-ils servir à leur guérison?** In-12. 1870. 1 fr. 25

BOILLET. **Du matérialisme contemporain et de son remède.** In-8. 1872. 60 c.

BOILLET. **Mort apparente des victimes ignorées.** In-8. 1876. 1 fr.

BOIS. **Thérapeutique de la méthode des injections sous-cutanées.** Pa
1864. In-8 de 32 pages.   1

BONDET, médecin de l'Hôtel-Dieu de Lyon. **La fièvre typhoïde et les h
froids** à Lyon, pendant l'épidémie des mois d'avril et mai 1874. In-8.   1

BONNARD. **Séances du congrès viticole international,** ouvert à Montpellier
26 décembre 1874. In-8. 1874.   1 fr.

BONNE. **Variation du nombre des globules blancs du sang** dans quel
maladies, in-8 de 74 pages avec 13 tableaux lithographiés, 1876.   2 fr.

BONNET. **La truffe.** Étude sur les truffes comestibles au point de vue botanique, en
mologique, forestier et commercial. Grand in-8 de 144 pages. 1869.   3 fr.

BONNIÈRE. **Essai théorique et pratique sur la blennorrhagie de nat
rhumatismale.** In-8 de 48 pages. 1866.   1 fr.

BONNIÈRE. **Précis histologique de la blennorrhagie virulente.** In-12
32 pages. 1873.   1 fr.

BOREL. **Optique pathologique. Des lunettes après l'opération de la ca
racte.** In-8. 1872.   1

BORNE. **Etude historique et clinique sur les névralgies brachiales.** I
de 71 pages. 1874.   1 fr.

BOSSU (A.), médecin en chef de l'infirmerie Marie-Thérèse, etc. **Anthropologie,**
étude des organes, fonctions, maladies de l'homme et de la femme, etc. 6e éditio
2 vol. et atlas, 1873. Avec figures noires.   15
    Avec figures coloriées.   21

BOSSU. **Traité des plantes médicinales indigènes,** précédé d'un cours de bo
nique. 2e édition. 1 vol. in-8 et atlas. 1872. Avec figures noires.   13
    Avec figures coloriées.   22

BOSSU. **Lois et mystères** des fonctions de reproduction considérées dans tous l
êtres animés, spécialement chez l'homme et chez la femme. 1 vol. in-12 av
2 planches coloriées. 1875.   5

BOTTENTUIT. **Des gastrites chroniques.** In-8 de 102 pages. 1869.   2

BOTTENTUIT. **Des diarrhées chroniques et de leur traitement par les eau
de Plombières.** In-8 de 128 pages. 1873.   2 f

BOUCHAUD. **De la mort par inanition et études expérimentales sur la nu
trition chez le nouveau-né.** In-8 de 128 pages et 4 tabl. Paris, 1864. 2 fr. 5

BOUGON. **Genèse et étiologie des hémorrhagies utérines.** In-8 de 120 pa
et 1 planche. 1873.   2 fr. 5

BOULOUMIÉ. **Considérations générales sur les dyspepsies, la gravelle et
goutte.** In-8 de 40 pages. 1873.   1 fr

BOULOUMIÉ. **Considérations générales sur la pathogénie des maladies d
la prostate et prostatite subaiguë.** In-8 de 67 pages. 1874.   1 fr. 50

BOULOUMIÉ. Genèse de l'acide urique de la gravelle et de la goutte, moyens à leur
opposer. In-8. 1874.   75 c.

— **Les vibrioniens** dans le pus des plaies et des abcès et les pansements antisep-
tiques. In-8. 1875.   50 c.

BOURDIN. **Études médico-psychologiques; de l'influence des événements
politiques sur la production de la folie.** In-8 de 32 pages. 1873.   1 fr.

BOURDIN. **Médecine et matérialisme.** In-18 de 16 pages. 1871.   50 c.

BOURDY. **Des tumeurs fibro-plastiques sous-cutanées des membres.** In-8.
1868.   1 fr. 50

BOURGEOIS. **De la congestion pulmonaire simple.** In-8 de 92 p. 1871. 2 fr.

BOURGEOIS. **De l'apomorphine,** recherches cliniques sur un nouvel émétique. In-8
de 60 pages. 1874.   1 fr. 50

BOURGOIN, agrégé à l'École de pharmacie de Paris. **Chimie organique des alcalis
organiques.** In-8 de 115 pages. 1868.   3 fr.

OURGOIN. **Électro-chimie. Nouvelles recherches électrolytiques.** In-8 de 40 pages, 1868. 1 fr. 50.

OURGOIN. **De l'alimentation des enfants et des adultes dans une ville assiégée, et en particulier de la viande de cheval.** In-8. 1870. 1 fr.

OURNEVILLE, rédacteur en chef du *Progrès médical. Science et miracle.* **Lateau ou la stigmatisée belge.** In-8 avec eau forte. 1875. 2 fr. 50

BOURNEVILLE. **Recherches cliniques et thérapeutiques** sur l'épilepsie et l'hystérie. (*Sous presse.*)

BOURNEVILLE. **Études cliniques et thermométriques sur les maladies du système nerveux.** 2 vol. in-8, accompagnés de figures dans le texte. 1871-72. 7 fr.

BOURNEVILLE et VOULET. **De la contracture hystérique permanente.** In-8 de 107 pages. 1872. 2 fr. 50

BOURNEVILLE et GUÉRARD. **De la sclérose en plaques disséminées.** 1 vol. in-8 de 240 pages avec 10 fig. et une planche coloriée. 1869. 4 fr.

BOURNEVILLE. **Le choléra à l'hôpital Cochin (1865). Étude clinique.** In-8 de 48 pages. 1873. 1 fr.

BOURNEVILLE. **Notes et observations cliniques et thermométriques sur la fièvre typhoïde.** In-8 de 80 pag. et 6 planches en chromolithographie. 1873. 3 fr.

BOURREAU. **Choléra, mode de propagation et moyens préservatifs.** In-8. 1868. 1 fr. 50

BOUSSEAU. **Des rétinites secondaires ou symptomatiques.** 1 vol. in-8 avec 4 planches en chromolithographie. 1868. 5 fr.

BOUYER (Louis). **Considérations nouvelles** sur le traitement de la phthisie pulmonaire et sa curabilité. In-8 de 90 pages. 1875. 2 fr.

BOYER (Jules). **Guérison de la phthisie pulmonaire,** et moyens de prévenir cette maladie à l'aide d'un traitement nouveau. 11e édition. 1876. In-8 de 134 p. 1 fr. 50

BOYER (Jules). **Guérison de la goutte et du rhumatisme à l'aide d'un traitement nouveau.** In-8 de 69 pages. 1873. 1 fr. 50

BRAVAIS. **Du rôle de la choroïde dans la vision.** In-8 de 67 pages. 1869. 1 fr. 50

BRÉBANT. **Choléra épidémique**, considéré comme affection morbide personnelle, physiologie pathologique et thérapeutique rationnelle. 1 vol. in-8. 1868. 5 fr.

BRÉBANT. **Principe de physiologie pathologique appliquée.** In-8. 1867. 2 fr.

BRÉBANT. **Le charbon**, ou Fermentation bactéridienne chez l'homme, physiologie pathologique et thérapeutique rationnelle. In-8 de 140 pages. 2 fr.

BRÈS. **De la mamelle et de l'allaitement.** In-8 avec 4 planches. 1875. 4 fr.

BRICHETEAU. **De la saignée, effets physiologiques et indications thérapeutiques.** In-8. 1868. 1 fr. 50

BRIÈRE. **Étude clinique et anatomique sur le sarcome de la choroïde** et sur la mélanose intra-oculaire. 1 vol. in-8 de 250 pages et 4 planches. 1874. 5 fr.

BRINTON (W.). **Traité des maladies de l'estomac.** Ouvrage traduit par le docteur A. RIANT, précédé d'une Introduction par M. le professeur Ch. LASÈGUE. 1 vol. in-8 de 520 pages, avec fig. dans le texte. 1870. Prix : broché, 6 fr.; cart. en toile. 7 fr.

BROCA (Paul), professeur à la Faculté de médecine de Paris, chirurgien des hôpitaux, etc. **Études sur les animaux ressuscitants.** In-8. 1860. 3 fr.

BRUC (de). **Formulaire médical des familles.** 4e édition, 1 vol. in-12 de 595 pages. 1875. 5 fr.

BRUC (de). **Guérison du cancer, sans opération chirurgicale.** Découverte d'un traitement spécifique. 3e édition. In-8 de 60 pages. 1874. 2 fr.

BRUNELLI, professeur libre d'électro-thérapie. **Album illustré, représentant la topographie névro-musculaire, ou les points d'élection pour la pratique de la thérapie galvano-faradique.** 1872. 15 fr.

BUCQUOY. **Leçons cliniques sur les maladies du cœur,** professées à l'Hôtel-Dieu de Paris. *Troisième édition,* 1 vol. in-8 de 170 pages, avec figures dans le texte, cartonné en toile. 1873. 4 fr.

BUCQUOY. **Du traitement des épanchements pleurétiques récents p** ponction dite capillaire avec aspiration. In-8 de 31 pages. 1874.   1 fr

BUCQUOY. **La pleurésie dans la gangrène pulmonaire.** In-8 1875.   1 fr

Bulletin de la Société de médecine pratique de Paris, année 1875. 1 in-8, 1876.

Bulletins de la Société anatomique de Paris. Anatomie normale, ana pathologique, clinique, 2e série, tomes 43 à 47 (1868 à 72). Prix de chaque vol.
Tome 48, année 1873.   7 fr
Tomes 49 et 50 (74-75). Prix de chaque vol.   9

BURILL. **De l'ivrognerie et des moyens de la combattre.** In-8. 1872.   2

BUYS (Léopold). **Traitement des kystes de l'ovaire, du pyothorax, de l'hyd thorax, des plaies, etc., par la compression et l'aspiration continu procédés et appareils nouveaux.** 1 vol. in-8, avec 3 grandes planches litho phiées et coloriées. 1870.   3

CABOT. **De la tarsalgie ou arthralgie tarsienne des adolescents.** In-8 92 pages. 1866.   2

CABROL. **Réforme hospitalière.** Les villes sanitaires principalement en temps guerre et d'épidémie ; les hôpitaux, leur rôle normal. In-8, 1874.   1 fr.

CAIZERGUES. **Du névrome,** observations et réflexions. 1867. In-8 de 113 p. 2 fr.

CAIZERGUES. **Les microzymas, ce qu'il faut en penser.** In-8 de 84 pages 5 planches. 1872.   3 fr.

CALLANDREAU-DUFRESSE. **Contribution à l'étude du croup.** In-8. 1873. 2

CALMETTE. **De la valeur des symptômes en pathologie mentale.** In-8 140 pages. 1874.   1 fr.

CALVET. **Contribution à l'histoire des suites de couches normales pathologiques.** In-8. 1875.   2

CAMPOS BAUTISTA. **De la galvanocaustique chimique comme moyen traitement des rétrécissements de l'urèthre.** In-4 de 162 pages avec figur dans le texte. 1870.   3 fr.

CARAT. **Usage de l'iodure d'ammonium dans la syphilis.** In-8, 1874. 1

CARBONELL. **De l'uréthrotomie externe.** 1866. In-8 de 52 pages.   1 fr. 5

CARESME. **Recherches cliniques relatives à l'influence de la grossesse s la phthisie pulmonaire.** In-8 de 151 pages. 1866.   3

CARLET. **Du rôle des sciences accessoires et en particulier des scien exactes en médecine.** In-8 de 63 pages. 1871.   2 f

CARRE. **Recherches nouvelles sur l'ataxie locomotrice progressive** (myé lophthisie ataxique), considérée surtout au point de vue de l'anatomie et de la phy siologie pathologique. 1 vol. grand in-8 de 350 pages, accompagné de 3 planch lithographiées. 1865.   6 f

CARRIÈRE. **De la tumeur hydatique alvéolaire** (tumeur à échinocoques multiloc laire). In-8 de 190 pages, avec 1 planche en chromolithographie. 1868.   3 fr. 5

CARRIEU. **Des amyotrophies spinales secondaires.** In-4° de 85 pag. 1875. 3 f

CARION. **Contribution à l'étude symptomatique et diagnostique d l'hémorrhagie cérébelleuse.** In-8. 1875.   2 fr.

CASSE. **De la transfusion du sang.** In-8 de 183 pages, 1874.   4 fr.

CASTAN. **Traité élémentaire des diathèses.** 1 vol. in-8 de 467 pages. 1867. 6 fr.

CASTAN. **Traité élémentaire des fièvres.** 2e édition. 1 vol. in-8. 1872.   7 fr.

CASTEL (D.). **De la mort par accès de suffocation dans la coqueluche.** In-8 de 47 pages. 1873.   1 fr. 50

CASTIAUX. **Documents pour servir à l'étude de la méthode aspiratrice.** In-8 de 190 pages et 13 planches. 1873.   3 fr. 50

CASTIER. **Étude clinique sur le sarcocèle tuberculeux.** In-8. 1866.   1 fr. 50

UCHOIS. **Pathogénie des hémorrhagies traumatiques secondaires.** In-8 de 160 pages. 1873. 3 fr.

ULET. **Notice sur les sources ferrugineuses de l'établissement thermal de Forges-les-Eaux.** 1867. In-8 de 56 pages. 1 fr. 50

ULET. **Étude médicale sur la cure de Carsbald (Bohême).** In-8. 1871. 1 fr.

ULET. **Contribution à l'histoire de la dyspepsie.** In-8 de 32 p. 1873. 1 fr. 50

YRADE. **Recherches critiques et expérimentales sur les mouvements réflexes.** 1 vol. in-8 de 185 pages. 1864. 3 fr. 50

YRADE. **Études sur les poisons convulsivants de la picrotoxine.** 1866, in-8 de 31 pages. 1 fr.

ZALIS DE FONDOUCE. **Les temps préhistoriques dans le sud-est de la France.** 1re partie. 1 vol. in-4 avec 14 planches. 1873. 15 fr.
2e partie. **Allées couvertes de la Provence.** 1 vol. in-4, avec 5 planches. 1873. 5 fr.

AZALIS (J.). **De la valeur de quelques phénomènes congestifs dans la dothiénentérie.** In-8 de 121 pages. 1874. 2 fr. 50

AZENAVE DE LA ROCHE. **Dix-sept années de pratique aux Eaux-Bonnes.** 1867. 1 vol. in-8 de 230 pages. 3 fr. 50

ZENAVE (A.), ancien médecin de l'hôpital Saint-Louis. **Pathologie générale des maladies de la peau.** 1 vol. in-8. 1868. 7 fr.

AZENAVE (A.). **Compendium des maladies de la peau et de la syphilis.** Cet ouvrage sera publié par fascicules de 160 pages environ ; les 1er et 2e fascic. sont en vente. 1868-69. Prix de chaque. 3 fr.

AZENAVE (A). **Les gourmes.** In-8 de 58 pages. 1873. 2 fr.

AZENEUVE. **Recherches et extraction des alcaloïdes.** Découverte de la ptérocarpine. In-8 de 96 pages et 1 planche. 1875. 2 fr. 50

CERNATESCO. **De la marche et de la durée du chancre syphilitique et des syphilides vulvaires pendant le cours de la gestation.** In-8 de 81 pages. 1875. 2 fr.

CERVIOTTI. **Étude sur les vêtements chez l'homme et chez la femme dans leurs rapports avec l'hygiène.** In-8 de 86 pages. 1872. 2 fr.

CHABRAND, médecin de l'hôpital civil de Briançon, etc. **Du goître et du crétinisme endémiques et de leurs véritables causes.** 1864. In-8 de 92 pages. 2 fr.

CHALVET. **Physiologie pathologique de l'inflammation.** In-8. 1869. 2 fr. 50

CHALVET. **Note sur les altérations des humeurs par les matières dites extractives.** In-8 de 34 pages. 1869. 1 fr. 50

CHALVET. **Des moyens pratiques d'obvier à la mortalité des enfants nouveau-nés.** In-8. 1 fr.

CHAMPAGNAT. **Traitement des maladies des voies urinaires par les eaux de Vichy.** In-18 de 230 pages. 1873. 2 fr.

CHANCEREL. **Historique de la gymnastique médicale** depuis son origine jusqu'à nos jours. In-8 de 70 pages. 1864. 2 fr.

CHANDELUX. **Contribution à l'étude des lésions rénales** déterminées par les obstacles au cours de l'urine. In-8 de 45 pages. 1876. 1 fr. 50

CHANTREUIL. **Étude sur les déformations du bassin chez les cyphotiques au point de vue de l'accouchement.** In-8. 1869. 3 fr.

CHANTREUIL. **Du cancer de l'utérus au point de vue de la conception, de la grossesse et de l'accouchement.** In-8 de 96 pages. 2 fr. 50

CHANTREUIL. **Des applications de l'histologie à l'obstétrique.** 1 vol. in-8 de 190 pages. 1872. 3 fr. 50

CHAPOY. **De la paralysie du nerf radial.** In-8 de 116 pages. 1874. 2 fr. 50

CHARAZAC. **La clef du diagnostic,** ou *Vade mecum* de l'élève et du praticien. Séméiologie, description, traitement. 1866. 1 vol. in-12 de 470 pages. 5 fr.

CHABOUX. **De certaines lésions de la région naso-pharyngienne** que l'on doit rattacher à la syphilis. In-8 de 62 pages. 1875. 1 fr. 50

CHARCOT, professeur à la Faculté de médecine de Paris, médecin de l'hospice Salpêtrière, etc. **Leçons cliniques sur les maladies des vieillards et maladies chroniques**, recueillies et publiées par le docteur Ball, professeur ag à la Faculté de médecine de Paris, etc. 1874. 2ᵉ édition revue et augmentée. 1 in-8 avec figures intercalées dans le texte, et 3 planches en chrome-lithogra avec un joli cartonnage en toile.

 2ᵉ série, publiée par le docteur Ch. Bouchard. Deux fascicules sont en vente.

  Prix du 1ᵉʳ fascicule.   1

  Prix du 2ᵉ fascicule.   2

CHARCOT. **Leçons sur le système nerveux**; recueillies et publiées par le doc BOURNEVILLE. 1875. 2ᵉ édition, revue et augmentée, tome 1ᵉʳ, 1 vol. in-8°, 9 planches en chromolithographie, une eau forte et 27 figures intercalées dan texte. 12 fr.   cart. 13

Tome II, 1ᵉʳ fascicule. **Anomalie de l'ataxie locomotrice**, in-8, avec 1 planch

  — 2ᵉ fascicule. **De la compression lente de la moelle épinière**, a 2 planches. Prix de chaque fascicule.   .2

  — 3ᵉ fascicule. **Amyotrophies**. In-8 avec 2 planches. 1874.   4

CHARCOT. **De la pneumonie chronique**. In 8 de 67 pages et une planche gra sur acier. 1860.   2

CHARDIN. **Des anévrysmes de l'artère pulmonaire développés dans l cavernes du poumon**. In-8 de 57 pages. 1874.   1 fr.

CHARLE. **Des ulcérations de la langue dans la coqueluche**. In-8. 1864. 1

CHARON. **Contribution à la pathologie de l'enfance**. 1 vol. in-8. 1876. 4

CHARLES (N.). **Résumé statistique et clinique** de cent opérations pratiquées da les accouchements difficiles. 1ʳᵉ série, in-8 de 66 pages. 1875. 2

CHARPENTIER. **Étude sur le scorbut en général, l'épidémie de 1871 en pa culier**. In-8. 1871.   1 fr.

CHARPENTIER (A.), professeur agrégé à la Faculté de Paris, etc. **De l'influence d divers traitements sur les accès éclamptiques**. In-8 de 148 pages. 1872. 3

CHARPENTIER (A.). **Des maladies du placenta et des membranes**. In-8 168 pages. 1869.   3 fr.

CHARVET. **Cébocéphalie avec adhérence du placenta au crâne et à l face sur un fœtus humain**. In-8 de 23 pages et 3 planches. 1874. 1 fr. 5

CHARVOT. **Température, pouls, urines, dans la crise et la convalescenc de quelques pyrexies, pneumonie, fièvre typhoïde, rhumatisme articu laire**. In-8 de 62 pages et 14 planches. 1872.   2 fr. 5

CHAVÉE. **Petit essai philosophique de médecine pratique**, à l'adresse de gens instruits. 1 vol. in-8. 1872.   5 fr

CHÉDEVERGNE. **Du traitement des plaies chirurgicales et traumatiques** pa les pansements à l'alcool (eau-de-vie camphrée). In-8 de 39 pages. 1864. 1 fr. 2

CHEREAU. **Le Parnasse médical français ou Dictionnaire des médecins poëtes de la France**, anciens ou modernes, morts ou vivants. 1 joli vol. in-12 d 552 pages. 1874.   7 fr

CHÉRON. **Observations et recherches** sur la folie consécutive aux maladies aiguës. In-8 de 104 pages. 1866.   2 fr.

CHÉRON (JULES) et MOREAU-WOLF. **Des services que peuvent rendre les cou rants continus constants dans l'inflammation, l'engorgement et l'hype trophie de la prostate**. In-8 de 31 pages. 1870.   1 fr.

CHÉRON. **Du traitement des syphilides papulo-hypertrophiques** par la cautérisation au nitrate d'argent, activée par le contact du zinc métallique, mode d'action de ce nouveau cathérétique. In-8 de 27 pages, 1875. 1 fr.

CHEVALET. **Des phlegmons angioleucitiques du membre supérieur**, angio- leucites, phlegmons diffus et circonscrits, abcès profonds de l'avant-bras, phlegmons et abcès de la paume de la main, panaris. In-8 de 132 pag. et 3 pl. 1875. 3 fr.

EVALIER. **Manuel de l'étudiant oculiste**, traité de la construction et de l'application des lunettes pour les affections visuelles. 1 vol. in-18 jésus de 300 pages et 90 figures intercalées dans le texte. 1868. 3 fr.

INCHOLLE. **De la nature parasitaire du pityriasis capitis et de l'alopécie consécutive.** In-8 de 42 pages. 1874. 1 fr. 50

IRAY. **Des causes anatomiques** de la cataracte spontanée. In-8 de 41 pages. 1875. 1 fr. 25

OMEL. **Recherches sur les altérations des reins dans le rhumatisme aigu.** In-8. 1868. 1 fr. 50

OUPPE. **Recherches thérapeutiques et physiologiques sur l'ipéca.** In-8 de 40 pages. 1874. 1 fr. 50

OUSSY. **Étude médicale sur l'eau de la Bourboule.** 1re partie : les conditions dans lesquelles on l'emploie, ses effets physiologiques. In-8. 1873. 2 fr.

OYAU. **Des bruits pleuraux et pulmonaires dus aux mouvements du cœur.** In-8 de 71 pages. 1869. 1 fr. 50

RISTOT. **Recherches anatomiques et physiologiques sur la moelle des os longs.** In-8 de 160 pages. 1865. 3 fr.

AUDO. **De la pneumonie caséeuse.** In-8. 1868. 1 fr. 50

APARÈDE. **Études sur les bains de mer.** In-8. 1865. 1 fr. 50

APARÈDE. **Inflammations et catarrhe de la vessie, gravelle, des divers moyens de combattre ces affections.** 1 vol. in-8 de 268 pages avec 60 figures intercalées dans le texte et 3 planches. 1872. 4 fr.

AUZEL. **Du diagnostic de la généralisation des tumeurs mélaniques** par l'examen microscopique du sang, des urines et des crachats. In-8. 1874. 2 fr.

ÉMENT. **Notes sur les myélites** d'après les travaux français récents. In-8 de 80 pages. 1875. 2 fr.

IMENT. **Traitement de la gravelle urique** avec de nouvelles expériences sur l'action des alcalins. In-8 de 54 pages. 1874. 1 fr. 50

CCIO. **De l'innocuité relative des accouchements** chez les primipares âgées. In-8 de 61 pages. 1875. 1 fr. 50

LLADON. **L'oreille et la surdité,** hygiène de l'oreille, conseils au public, maladies de l'oreille (pathologie et traitement), surdi-mutité, médecine légale, hérédité. In-8 de 160 pages et 4 planches. 1875. 3 fr. 50

LES (O.). **Manuel de prothèse ou mécanique dentaire (plaques d'or, d'aluminium, de porcelaine, de caoutchouc, base celluloïde, etc., etc.),** traduit de l'anglais et annoté par le docteur G. DARIN. 1 vol. petit in-8 de 278 pages et 150 figures dans le texte. 1874. 6 fr.

LETTE. **Sur une forme d'arthropathie.** In-8 de 56 pages. 1872. 1 fr. 50

LLOT. **Théorie chimique des composés aromatiques d'après les découvertes des dernières années.** In-4 de 83 pages et 1 planche. 1873. 3 fr.

LSON. **De l'opération de la hernie étranglée sans ouverture du sac.** In-8 de 63 pages. 1874. 1 fr. 50

MBES (E.). **De l'état actuel de la médecine et des médecins en France** avec un plan de réforme complète d'une situation qui blesse à la fois les intérêts de l'État, des médecins et des malades. 1 vol. in-12 de 464 pages. 1869. 4 fr.

ommission départementale de l'Hérault; de la maladie de la vigne caractérisée par le phylloxera. In-8 de 69 pages. 1873. 1 fr.

mptes rendus des séances et Mémoires de la Société de biologie.
1re série, tome III avec planches noires et coloriées. 15 fr.

IV	— —	10 fr.
V	— —	7 fr.
2e série.	5 vol. à	5 fr.
3e —	5 vol. à	5 fr.
4e —	tomes I à III à	5 fr.
4e —	tomes IV et V à	7 fr.
5e —	5 vol. à	7 fr.
6e —	tomes I et II à	7 fr.

NOTA. — Les 2e et 3e séries, et les t. Ier à III de la 4e série pris ensemble, 13 volumes avec planches noires et coloriées. 50 fr.

ENVOI FRANCO PAR LA POSTE, CONTRE UN MANDAT.

Conférence médicale de Paris. Discussion sur la variole et la vaccine, MM. Caffe, Dally, Gallard, Marchal (de Calvi), Lanoix, Tardieu, Revillout, etc. 1 in-8 de 192 pages. 1872.   3 fr.

Congrès médical de France, 4e session, tenue à Lyon. — Ce volume renferme principaux articles suivants : **Des épidémies de variole. Des ambulances temps de guerre. Des plaies par armes à feu. De la dépopulation France. Traitement de la syphilis. Enseignement de la médecine de la pharmacie en France. Des moyens pratiques d'améliorer la tuation du médecin,** etc., par les docteurs TEISSIER, Léon LE FORT, OLLIER, DID TRÉLAT, VERNEUIL, DRYSDALE, etc. 1 fort vol. in-8 de 710 pages. 1873.   9

CONSTANS, inspecteur général du service des aliénés. **Relation sur une épidé d'hystéro-démonopathie** en 1861. 2e édition, in-8 de 130 pages. 1863.   2

CORDIÉR. **Étude sur le catarrhe** de l'oreille moyenne dans le cours de la roug In-8 de 44 pages. 1875.   1 fr.

CORLIEU. **Souvenirs de l'ancienne Faculté de médecine de Paris.** 1 volume in-18 avec vignettes (sous presse).

CORNILLON. **Des accidents des plaies pendant la grossesse et l'état pué péral.** In-8 de 70 pages. 1872.   2

COSTE. **Étude clinique sur le cancer de l'œil.** In-8 de 115 p. 1866. 2 fr.

COTTARD. **De la valeur de la triméthylamine dans le traitement du r matisme articulaire.** In-8 de 88 pages. 1873.   2 fr.

COTTARD. **Guide du baigneur sur les plages normandes.** In-12. 1874. 1 fr.

COUDEREAU. **Recherches chimiques et physiologiques sur l'alimentat des enfants.** In-8 de 112 pages et 3 tableaux. 1869.   3

COULAUD. **De l'érythème papuleux** dans ses rapports avec le rhumatisme. I de 94 pages. 1875.   2

COULSON. **La pierre dans la vessie,** avec indications spéciales sur les moyens de prévenir, ses premiers symptômes et son traitement par la lithotritie, trad. de l'an par le docteur Henri PICARD. 1 vol. in-8 de 142 pages. 1874.   3

COURRÈGES. **Étude sur la pelade.** In-8 de 61 pages et 1 planche. 1874.   2

COURMONT. **Des opérations applicables au bec-de-lièvre compliqué.** de 133 pages. 1875.   3

COURJON. **Étude sur la paraplégie dans le mal de Pott.** In-8 de 70 pa 1875.   2

COURTAUX. **De la fièvre syphilitique.** In-8 de 75 pages. 1871.   2

COURS (DE). **De l'hémianesthésie saturnine.** In-8 de 46 pages. 1875.   1 fr.

COUTURIER. **De la glycosurie** dans le cas d'obstruction totale ou partielle de veine porte. In-8 de 31 pages. 1875.   1 fr.

COUYBA. **Des troubles trophiques consécutifs aux lésions traumat de la moelle et des nerfs.** In-8 de 66 pages. 1871.   2

CUIGNET. **Ophthalmie d'Algérie.** 1 vol. in-8, cart. 1872.   6

CULLERIER, chirurgien de l'hôpital du Midi, etc. **Des affections blennorrh ques : Leçons cliniques** professées à l'hôpital du Midi, recueillies et publiées le Dr ROYET, suivies d'un Mémoire thérapeutique, revues et approuvées par le pro seur. 1861. 1 vol. in-8 de 248 pages.   4

CULOT. **De l'inflammation primitive aiguë de la moelle des os.** In-8.1871. 2

DACOROGNA. **De l'influence des émanations volcaniques** sur les êtres o nisés particulièrement, étudiée à Santorin pendant l'éruption de 1866. In-8 de 159 1867.   3

DAGRON, médecin en chef, directeur de l'asile des aliénés de Villa-Evrard : des ali et des asiles d'aliénés. 1 volume in-8 en 2 parties avec un plan de l'asile Villa-Evrard. 1875.   8

DANET. **De l'alcool dans le traitement des maladies puerpérales,** suites couches et de la résorption purulente. In-8 de 36 pages. 1872.   1 fr.

ANET. **Des infiniment petits rencontrés chez les cholériques :** Etiologie, prophylaxie et traitement du choléra. 1 vol. in-8 de 160 pages et 8 planches. 1874. 5 fr.

ANIS (Léon). **D'un signe certain et immédiat de la mort réelle.** 1869. 50 c.

ANLOS. **Étude sur la menstruation** au point de vue de son influence sur les maladies cutanées. In-8 de 50 pages. 1874. 1 fr. 50

ANTON (A.). **Essai sur les hémorrhagies intra-oculaires.** Grand in-8 de 82 pages. 1864. 2 fr.

AUDÉ. **Traité de l'érysipèle épidémique.** 1 vol. in-8. 1867. 5 fr. 50

AVREUX. **Choléra et cimetières.** In-8 de 35 pages. 1874. 2 fr.

AVREUX. **L'anasarque,** suite de rétention d'urine. In-8 de 24 pag. 1874. 1 fr. 50

AVREUX. **Essai d'interprétation de l'action évacuante du tartre stibié.** 3° édition. In-8 de 100 pages. 1870. 2 fr.

AVREUX. **Considérations cliniques sur le choléra,** principalement au point de vue du pronostic et du traitement. 2° édition. 1873. 2 fr.

EBOUZY. **Considérations sur les mouvements de l'iris.** In-8 de 51 pages. 1875. 1 fr. 50

EBOUT, **Des eaux minérales de Contrexéville** et de leur emploi dans le traitement de la goutte, la gravelle et le catarrhe vésical. 2° édition. In-8. 1872. 2 fr.

EBOUT. **Traitement de l'uréthrite chronique** chez la femme par l'eau de Contrexéville. In-8. 1874. 50 c.

EBY. **De la recherche microscopique du sang** au point de vue médico-légal. In-8 et 1 planche. 1875. 3 fr.

ÉCLAT. **Nouvelles applications de l'acide phénique en médecine et en chirurgie** aux affections occasionnées par les microphytes, les microzoaires, les virus, les ferments, etc. 2° édition. 1 vol. in-12 de 1070 pages. 1874. 7 fr.

ÉCLAT. **Observations sur la curation des maladies organiques de la langue,** précédées de considérations sur les causes et le traitement des affections cancéreuses en général. 1 vol. in-8. 1868. 8 fr.

ÉCLAT. **De la curation du charbon, de la cocotte** et des principales maladies qui sévissent sur les bœufs, les moutons, les chevaux et les cochons, à l'aide de la nouvelle médication à l'acide phénique. 2° édition. 1 vol. in-12. 1872. 2 fr.

ÉCLAT. **Du choléra.** Nouvelle méthode, et deux nouveaux moyens de traiter la cholérine et le choléra. In-18 de 36 pages. 1873. 60 c.

ÉCLAT. **Nouvelle méthode de traitement des fièvres intermittentes au moyen d'injections sous-cutanées.** In-12 de 52 pages. 1873. 1 fr.

ÉCLAT. **De la curation de quelques-unes des maladies les plus fréquentes ou les plus graves de l'espèce humaine au moyen de l'acide phénique,** coqueluche, croup, fièvre typhoïde, péritonite puerpérale, scarlatine, variole, etc. 1 vol. in-12. 1873. 2 fr.

ÉCLAT. **Traitement des plaies au moyen de l'acide phénique,** et des résultats que la nouvelle méthode a donnés pendant le siége de Paris. 1 vol. in-12. 2 fr.

ÉCLAT. **De la curation des maladies de la peau,** spécialement des maladies comprises sous le nom de *dartres*, à l'aide de la nouvelle médication phéniquée. In-12. 1872. 2 fr.

ECORNIÈRE. **Essai sur l'endocardite puerpérale.** In-8 de 120 p. 1869. 2 fr. 50

EFONTAINE **Essai sur la pathologie des reins mobiles.** In-8. 1874. 1 fr. 50

DEFRESNE. **Recherches expérimentales** sur le rôle physiologique et thérapeutique de la pancréatine. In-12 de 102 pages. 1875. 1 fr. 50

DELAPORTE. **De la gastrotomie dans les étranglements internes.** In-8 de 80 pages. 1872. 2 fr.

DELBARRE. **De la dénudation des artères.** In-8 de 66 pages. 1871. 1 fr. 50

DELEAU, médecin en chef à la Roquette. **Traité pratique sur les applicatio du perchlorure de fer en médecine.** 1 vol. in-8 de 272 pages. 1860.   4

DELENS. **De la communication de la carotide et du sinus caverneux** (an vrysme artérioso-veineux). In-8 de 90 pages, avec 2 planch. color. 1870.   3 fr.

DELENS. **De la sacro-coxalgie.** 1 vol. in-8 de 118 pages et 2 planches. 1872. 3 f

DELFAU. **Déontologie médicale.** Devoirs et droits des médecins vis-à-vis de l'autorí de leurs confrères et du public. Ouvrage couronné. 1 vol. in-12 de 316 p. 1868.   4 f

DELFAU (G.). **Étude sur les tubercules de la prostate.** In-8. 1874. 1 fr. 5

DELMAS et SENTEX. **Recherches expérimentales sur l'absorption des l quides à la surface et dans la profondeur des voies respiratoires.** In de 136 pages. 1869.   3 f

DELMONT. **Des varices des membres inférieurs.** In-8 de 73 p. 1869. 1 fr. 7

DELSOL. **Du mal perforant du pied.** In-8 de 67 pages. 1864.   1 fr. 5

DELZENNE. **Des doctrines et des connaissances nouvelles en syphiliogra phie.** In-8 de 84 pages. 1867.   2 fr

DEMANDRE. **Des tumeurs de l'omoplate, de leur diagnostic, de leur tra tement et des résections qu'elles nécessitent.** In-8 de 58 pages. 1873.   2 fr

DEMEULES. **Pronostic et traitement des fractures de jambe compliqué de plaie.** In-8. 1871.   2 fr

DENUCÉ. **Des fistules ossifluentes de la région anale,** de la résection du coco et de ses indications. In-8 de 65 pages. 1874.   2 fr

DENAMIEL. **Traité de la lithothlibie, nouvelle méthode d'écrasement d calculs vésicaux.** 1 vol. in-8. 1868.   3 fr

DENIS. **Étude sur la nature et le traitement de certaines formes d'irid choroïdite.** In-8 de 80 pages. 1873.   2 fr

DENEFFE et Van WETTER. **De l'anesthésie** produite par injection intra-veineu de chloral, selon la méthode de M. le professeur ORÉ. 1 vol. in-8. 1875.   3 fr. 50

DENEFFE et Van WETTER. **De la ponction de la vessie.** 1 vol. in-8. 1874.   4 fr

DEPAUL, professeur de clinique d'accouchements à la Faculté de médecine de Paris, membre de l'Académie de médecine. **Leçons de clinique obstétricale,** profess à l'hôpital des Cliniques, rédigées par M. le docteur DE SOYRE, revues par le pro- fesseur. 1 vol. in-8, avec figures intercalées dans le texte (1872-1876).   16 fr.
                                                                    Cartonné.   17 fr.

DEPAUL. **Sur la vaccination animale.** In-8. 1867.   2 fr.

DEPAUL. **Sur la vaccination animale et la syphilis vaccinale.** In-8.   1 fr. 50

DEPAUL. **De la rétention d'urine chez l'enfant pendant la vie fœtale,** étudiée surtout comme cause de dystocie. In-8. 1862.   1 fr. 50

DEPAUL. **Nouvelles recherches sur la véritable origine du virus-vaccin.** In-8 de 47 pages. 1864.   1 fr. 25

DEPAUL. **De l'origine réelle du virus-vaccin.** Réponse aux objections qui ont été faites à mes nouvelles recherches sur la véritable origine du virus-vaccin. 1864. In-8 de 43 pages.   1 fr. 25

DEPAUL. **La syphilis vaccinale** devant l'Acad. de médecine. In-8 de 86 p. 1865. 2 fr.

DEPAUL. **De l'oblitération complète du col de l'utérus chez la femme en- ceinte,** et de l'opération qu'elle réclame. In-8 de 47 pages. 1860.   1 fr. 25

DEPRAZ. **Hammam de Nice; bains turcs; turkish bath; gymnases des Grees; thermes de Rome.** Guide du baigneur. 3e édition. In-12 de 32 pages. 1869. 60 c.

DERLON. **De l'influence des progrès des sciences sur la thérapeutique.** Étude des connaissances chimiques et pharmacologiques nécessaires au traitement des maladies. 1 vol. in-8 de 174 pages. 1872.   3 fr.

DEROYE. **Étude théorique et pratique de l'albuminurie et de quelques néphrites.** In-8 de 55 pages. 1874.   1 fr. 50

DESBROUSSES-LATOUR. **Des sueurs locales.** In-8 de 58 pages. 1873.   2 fr.

DESFOSSES. **De la hernie du poumon ou pneumocèle.** In-8 de 90 pages.
1876. 2 fr.

DESMAZES. **Les aliénés : Étude sur la loi du 30 juin 1838; Le projet
Gambetta et le drame d'Evère.** In-8 de 82 pages. 1873. 2 fr.

DESNOS. **De l'état fébrile.** In-8 de 112 pages. 1866. 2 fr.

DESNOS et HUCHARD. **Des complications cardiaques dans la variole et notamment de la myocardite varioleuse.** In-8. 1871. 1 fr. 50

DESPLATS (H). **Des paralysies périphériques.** In-8 de 99 pages. 1875. 3 fr.

DESPONTS. **Traitement de l'héméralopie par l'huile de foie de morue à
l'intérieur.** In-8 de 63 pages. 1863. 1 fr. 50

DESPRÉS (A.), professeur agrégé de la Faculté de médecine de Paris, chirurgien des
hôpitaux, etc. **Traité iconographique de l'ulcération et des ulcères du col
de l'utérus.** 1 vol. in-8. avec planches lithographiées et coloriées. 1870. 5 fr.

DESPRÉS (A.). **Des tumeurs des muscles.** In-8 de 142 pages. 1866. 3 fr. 50

DESPRÉS (A.). **Traité du diagnostic des maladies chirurgicales** (Diagnostic
des tumeurs). 1 vol. in-8 de 400 pages, avec figures dans le texte. 1868. 6 fr.

DESPRÉS (A.). **Traité de l'érysipèle.** 1 vol. in-8 de 224 pages. 1862. 3 fr. 50

DESPRÉS (A.). **De la hernie crurale.** In-8 de 138 pages. 1863. 3 fr.

DIANOUX. **Du scotome scintillant** ou amaurose partielle temporaire. In-8 de
49 pages. 1875. 1 fr. 50

DIEULAFOY. **De la contagion.** In-8 de 148 pages. 1872. 3 fr.

DODEUIL. **Recherches sur l'altération sénile de la prostate et sur les
valvules du col de la vessie.** In-8 de 108 pages. 1866. 2 fr. 50

DOLBEAU, professeur à la Faculté de médecine de Paris, chirurgien des hôpitaux, etc.
Traité pratique de la pierre dans la vessie. 1 vol. in-8 de 424 pages, avec
14 figures dans le texte. 1864. 7 fr.

DOLBEAU. **De l'emphysème traumatique.** 1860. In-8. 2 fr.

DOLBEAU. **De l'épispadias,** ou fissure uréthrale supérieure et de son traitement. 1861.
In-4 de 35 pages et 44 planches représentant douze sujets. 5 fr.

DRASCH. **Maladies du foie et de la rate,** d'après les observations faites dans les
pays riverains du bas Danube. 1860. In-8 de 62 pages. 1 fr. 50

DROUIN. **Etudes sur les lésions syphilitiques des membranes profondes
de l'œil.** In-8 de 70 pages. 1875. 2 fr.

DUBLANCHET. **Étude clinique sur les plaies du globe oculaire.** Grand in-8 de
124 pages. 1866. 3 fr.

DUBOUÉ. **De quelques principes fondamentaux de la thérapeutique,** applications pratiques, recherches sur les propriétés thérapeutiques du sulfate de quinine,
de l'eau froide, de l'arsenic, du seigle ergoté, du tannin et du permanganate de
potasse, de la pathogénie des lésions morbides et du traitement rationel du choléra.
In-8 de 150 pages. 1876. 2 fr. 50

DUBREUIL. **De l'iridectomie.** In-8 de 89 pages. 1866. 2 fr.

DUBREUIL (E.). **Catalogue des mollusques terrestres et fluviatiles de l'Hérault.** In-8 de 108 pages. 1869. 4 fr.

DUBREUIL (Georges). **Du ténia** au point de vue de ses causes et particulièrement de
l'une d'elles, l'usage alimentaire de viande de bœuf crue. In-8 de 64 p. 1869. 1 fr. 50

DUBUISSON. **Des effets de l'introduction dans l'économie des produits sep-
tiques et tuberculeux.** In-8 de 72 pages et 1 planche. 1869. 1 fr. 50

DUBUC. **De l'uréthrotomie interne.** In-8 de 12 pages. 1874. 50 c.

DUCAMP. **De la fissure à l'anus.** In-8. 1876. 1 f. 50

DU CASTEL. **Des températures élevées dans les maladies.** In-8 de 90 pages
et 4 planches. 1875. 3 fr.

DUCELLIER. **Étude clinique sur la tumeur à échinocoques multiloculaires
du foie et des poumons.** In-8 de 19 pages, avec 2 planches. 1868. 1 fr. 50

DUCHAMP. **Du rôle des parasites dans la diphthérie.** In-8 de 43 pag
1875. 1 fr. 5

DUCROCQ. **Recherches expérimentales** sur l'action physiologique de la respiratio
d'air comprimé. In-8 de 53 pages. 1875. 1 fr. 5

DUFOUR (E.). **De l'encombrement des asiles d'aliénés,** étude sur l'augmen
tion toujours croissante de la population des asiles d'aliénés ; ses causes, ses inconv
nients, et des moyens d'y remédier. In-8 de 107 pages. 1870. 2

DUJARDIN. **De la thermographie médicale.** Description d'un thermographe électr
médicale. In-8 de 45 pages et 1 planche. 1874. 1 fr. 5

DUMONT (de Monteux), ancien médecin de la maison centrale du mont Saint-Michel, e
Testament médical, philosophique et littéraire, ouvrage destiné non-seuleme
aux médecins et aux hommes de lettres, mais encore à toutes les personnes éclairé
qui souffrent d'une manière occulte, publié par une commission composée de : MM. D
vaine, président ; docteurs Blatin, Bourguignon, Cabanellas, Cerise, Foissac, God
avocat, baron Larrey, docteur Amédée Latour et docteur Moreau (de Tours). 1 bea
vol. in-8 de 636 pages. 1865. 8 f

DUPERRAY. **Étude sur la cirrhose du foie.** In-8. 1868. 2 f

DUPIERRIS. **De l'efficacité des injections iodées dans la cavité de l'utér
pour arrêter les métrorrhagies qui succèdent à la délivrance,** et de leur a
tion comme moyen préservatif de la fièvre puerpérale. In-8 de 96 pages. 1871. 2

DUPOUY. **Étude sur l'action physiologique et thérapeutique** des bains de m
froids. In-8. 1868. 1 fr. 5

DUPUY (Eugène). **Examen de quelques points de la physiologie du cervea**
In-8 de 37 pages et 1 planche. 1873. 1 fr. 2

DUPUY (Paul). **Essai critique et théorique de philosophie médicale.** 1864
In-8 de 414 pages. 6 f

DUPUY (Paul). **Transformation des forces,** chaleur et mouvement musculaire, uni
des phénomènes naturels. In-8 de 70 pages. 1867. 2 f

DUPUY (Paul). **Du libre arbitre.** Grand in-8 de 64 pages. 1871. 2 fr

DUQUESNAY. **Du staphylome opaque et de son traitement,** In-8 de 51 page
1875. 1 fr. 5

DURAND. **Étude sur les sels naturels arsenico-ferriques de la Dominiqu**
In-8 de 45 pages. 1873. 1 fr. 5

DURAND. **Des anévrysmes du cerveau** considérés principalement dans leurs rappor
avec l'hémorrhagie cérébrale. In-8 de 129 pages. 1868. 2 fr. 5

DURAND (A.). **Essai sur les cataractes lenticulaires spontanées de l'e**
fance. In-8 de 52 pages. 1874. 1 fr. 5

DURIAU. **Hygiène des bains de mer,** précédée de considérations sur les bains ,
général. In-8 de 40 pages. 1865. 1 fr. 2

DURIAU. **Parallèle du typhus et de la fièvre typhoïde.** 1855. In-8 de 55 p. 1 fr. 2

DUROZIEZ. **De l'influence des maladies du cœur,** sur la menstruation, la gro
sesse et son produit, de l'accouchement et de l'avortement provoqués. In-
1875. 1 fr. 5

DUSART. **De l'inanition minérale dans les maladies.** 1 vol. in-12. 1873. 3 fr

DUSART. **Recherches expérimentales sur le rôle physiologique et théra
peutique du phosphate de chaux.** 1 vol. in-12 de 158 pages. 1870. 2 f

EMIN. **Études sur les affections glaucomateuses de l'œil.** 1 vol. in-8 de 131
ges, avec 4 planches coloriées. 1870. 5 f

ESPANET. **Hystéricisme et hystérie** du sommeil hystérique en particulier. In-8
74 pages. 1875. 2 f

ESSARCO. **Faits et raisonnements établissant la véritable théorie des mou
vements et des bruits du cœur.** In-4 de 66 pages. 1864. 2 f

EUSTACHE. **Apprécier l'influence des travaux modernes sur la connai
sance et le traitement des maladies virulentes en général.** In-8 d
90 pages. 1872. 2 fr. 5

XCHAQUET. **D'un phénomène stéthoscopique** propre à certaines formes d'hypertrophie du cœur. In-8 de 93 pages. 1875. 2 fr.

FABRE, professeur suppléant à l'École de médecine de Marseille, etc. **La chlorose.** Leçons recueillies par M. Suzini, etc. In-8 de 91 pages. 1867. 2 fr.

FABRE (A). **Comment on peut guérir les vignes malades** et préserver celles qui ne sont pas encore attaquées. In-8. 1876. 1 fr. 25.

FABRICIUS. **Lettres d'un matérialiste** à Mgr Dupanloup. In-8. 60 c.

FABRICIUS. **Dieu, l'homme et ses fins dernières.** Études médico-psychologiques. 2ᵉ édition. In-8 de 100 pages. 1869. 2 fr.

FAID. **Des troubles de la sensibilité générale dans la période secondaire de la syphilis**, et notamment de l'analgésie syphilitique. In-8 de 132 p. 1870. 3 fr. 50

FAJOLE (de). **La santé des femmes,** manuel d'hygiène et de médecine domestique, spécialement écrit pour les mères de famille et les personnes qui s'occupent de l'éducation des jeunes filles. 1 vol. in-12 de 426 pages. 1864. 3 fr. 50

FANO, professeur agrégé à la Faculté de médecine de Paris. **Traité élémentaire de chirurgie.** 2 forts vol. in-8 avec 307 figures dans le texte. 1869-72. 28 fr.

FANO. **Traité pratique des maladies des yeux,** contenant des résumés d'anatomie des divers organes de l'appareil de la vision. Illustré d'un grand nombre de figures intercalées dans le texte et de 20 dessins en chromolithographie. 1866. 2 vol. in-8. 17 fr.

FAURE. **Considérations pratiques sur l'anesthésie obstétricale.** In-8 de 62 p. 1866. 1 fr. 50

FAUCON. **Guérison des vignes** phylloxérées, instructions pratiques sur le procédé de la submersion. In-8 de 156 pages. 1874. 2 fr. 50

FAUVEL (Ch.). **Traité pratique des maladies du larynx.** 1 vol. in-8, de 900 pages avec 144 figures dans le texte et 20 planches dont 7 en chromolithographie 1876, broché, 20 fr. cart. 21 fr.

FÉLIZET. **Recherches anatomiques et expérimentales sur les fractures du crâne.** 1 vol. in-8 avec 13 planches. 1873. 6 fr.

FÉLIX. **Étude clinique** sur la fistule à l'anus et son traitement au moyen de la section linéaire. In-8. 1875. 2 fr.

FERDUT. **De l'avortement au point de vue médical, obstétrical, médico-légal et théologique.** In-8 de 110 pages. 1865. 2 fr.

FERRAN. **Du vomissement de sang dans l'hystérie.** In-8. 1874. 2 fr.

FERRAS. **De la laryngite syphilitique.** In-8 de 86 pages. 1872. 2 fr.

FERRIER, traduit par H. Duret. **Recherches expérimentales sur la physiologie et la pathologie cérébrales.** In-8 de 75 p., avec 11 fig. dans le texte. 1874. 2 fr.

FERRY DE LA BELLONE (de). **Étude médico-légale sur la commotion du cerveau.** In-4 de 91 pages. 1864. 2 fr.

FIEUZAL. **Clinique ophthalmologique** de l'hospice des Quinze-Vingts. Compte rendu statistique des opérations pratiquées pendant l'année 1874. 1 vol. in-8. 1876. 3 fr. 50

FIGUEROA. **Des obstacles que le col utérin peut apporter à l'accouchement.** In-8 de 99 pages. 1872. 2 fr.

FISCHER et BRICHETEAU. **Traitement du croup,** ou angine laryngée diphthéritique. 2ᵉ édition, revue et augmentée. In-8 de 120 pages. 1863. 2 fr. 50

FLAMAIN. **Étude sur les procédés opératoires applicables à l'amputation tibio-tarsienne.** In-8. 1870. 1 fr. 50

FLEURY, professeur à l'École de médecine de Bordeaux. **Du dynamisme comparé des hémisphères cérébraux chez l'homme.** 1 vol. in-8 avec 3 planches. 1873. 6 fr.

FOCHIER. **De la fonction capillaire** de la vessie et spécialement des indications nouvelles qu'elle fait surgir et qu'elle remplit. In-8. 1875. 1 fr.

FOIX. **Des péritonites circonscrites** de la partie supérieure de l'abdomen. In-18 de 48 pages. 1875. 1 fr. 50.

FOLLIN. **Leçons sur les principales méthodes de l'exploration de l'œil malade,** et en particulier sur l'application de l'ophthalmoscope au diagnostic des maladies des yeux, rédigées et publiées par Louis THOMAS, interne des hôpitaux, revues et approuvées par le professeur. 1 vol. in-8 de 300 pages avec 70 figures dans le texte, et 2 planches en chromolithographie, dessinées par Lackerbauer. 1863. 7 fr.

FONT-RÉAULX (de). **Localisation de la faculté spéciale du langage articulé.** In-4 de 106 pages. 1866.   2 fr. 50

FORESTIER. **Étude sur quelques points de l'ataxie locomotrice progressive** arthropathie, fractures et luxations consécutives. In-8 de 42 pages et 1 planche. 1874.   1 fr. 50

FORT. **Anatomie descriptive et dissection,** contenant un précis d'embryologie, la structure microscopique des organes et celle des tissus. 3e édition très-augmentée. 3 vol. in-12 avec 1227 figures intercalées dans le texte. 1875.   30 fr.

FORT. **Anatomie et physiologie du poumon** considéré comme organe de sécrétion. In-8 de 106 pages avec 40 figures intercalées dans le texte. 1867.   2 fr. 50

FORT. **Des difformités congénitales et acquises des doigts et des moyens d'y remédier.** 1 vol. in-8, avec 38 figures dans le texte. 1869.   4 fr.

FORT. **Manuel d'anatomie.** Deuxième édition du résumé d'anatomie, revue, corrigée et augmentée. 1 vol. in-18 de 824 pages avec 151 figures dans le texte. 1875.   .   7 fr. 50

FORT. **Traité élémentaire d'histologie.** 2e édition. 1 vol. in-8 avec 522 figures intercalées dans le texte. 1873.   14 fr.

FORT. **Pathologie et clinique chirurgicales.** 2e édition corrigée et considérablement augmentée. 2 vol. in-8 avec 542 fig. intercalées dans le texte. 1873. 25 fr. Cartonné.   27 fr.

FORT. **Résumé de pathologie et de clinique chirurgicales.** 1 vol. in-32 de 502 pages et 107 figures intercalées dans le texte. 1873.   5 fr.

FORT. **Anatomia descriptiva y disseccion con un resumen de embriologia y generacion y la estructura microscopica de los tejidos y de los organos.** Traduccion española de la francesa bejo la direccion del autor por el doctor R. DE ARMAS Y CESPEDES. 2 tomos con figuras intercaladas en el texto. 1872.   16 fr.

FORT. **Guide pratique de l'étudiant en médecine. Agenda annuaire,** contenant tout ce qui concerne l'étudiant en médecine au point de vue de la législation, des examens, des concours, des prix et de l'emploi de son temps. On y trouve aussi ce qui concerne les étudiants en pharmacie, les sages-femmes, etc. In-32. 1876. 4e année.   1 fr. 50

FOUCHER, professeur agrégé à la Faculté de médecine de Paris, chirurgien des hôpitaux, etc. **Traité du diagnostic des maladies chirurgicales,** avec appendice, et **Traité des tumeurs,** par A. DESPRÉS, professeur agrégé à la Faculté de médecine de Paris, chirurgien des hôpitaux. 1 vol. in-8 de 1102 pages et 57 figures intercalées dans le texte, avec un joli cart. en toile. 1866-69.   18 fr.

FOUILLOUX. **Essai sur le pansement immédiat des plaies d'amputation par le perchlorure de fer.** In-8 de 57 pages. 1872.   1 fr. 50

FOUILHOUX. **Essai sur les variations de l'urée.** In-8 de 136 pages. 1874.   3 fr.

FOURCY (Eugène de), ingénieur en chef du corps des mines. **Vade-mecum des herborisations parisiennes,** conduisant sans maître aux noms d'ordre, de genre et d'espèce de toutes les plantes spontanées ou cultivées en grand dans un rayon de 25 lieues autour de Paris. 3e édition comprenant les mousses et les champignons. 1 vol. in-18 de 309 pages. 1872.   4 fr. 50

FOURNIÉ (Édouard), médecin adjoint des Sourds-Muets. **Physiologie de la voix et de la parole.** 1 vol. in-8 de 816 pages, avec figures dans le texte. 1866.   10 fr.

FOURNIÉ. **De la pénétration des corps pulvérulents gazeux, solides et liquides, dans les voies respiratoires,** au point de vue de l'hygiène et de la thérapeutique. In-8 de 75 pages. 1862.   2 fr.

FOURNIÉ. **Physiologie et instruction du sourd-muet**, d'après la physiologie des divers langages. 1 vol. in-18 de 228 pages. 1868. 2 fr. 50

FOURNIÉ. **Étude pratique sur le laryngoscope et sur l'application des remèdes topiques dans les voies respiratoires.** In-8 de 106 pages avec figures dans le texte. 1863. 2 fr. 50

FOURNIÉ. **Consultation médicale sur le choléra.** In-8. 1866. 1 fr.

FOURNIÉ. **Physiologie du système nerveux cérébro-spinal d'après l'analyse physiologique des mouvements de la vie.** 1 vol. in-8 de 832 pages avec un joli cart. en toile. 1872. 12 fr.

FOURNIER (Alfred), professeur agrégé, médecin de l'hôpital de Lourcine. **Leçons cliniques sur la syphilis** étudiée plus particulièrement chez la femme. 1 fort vol. in-8 avec tracés sphygmographiques. 1873. Br. 15 fr. Cart. 16 fr.

FOURNIER. **Fracastor : la Syphilis, 1530; le Mal français, 1546;** traduction et commentaire. 1 vol. in-12 de 210 pages. 1870. 2 fr. 50

FOURNIER. **Diagnostic général du chancre syphilitique.** Leçon recueillie et rédigée par Gripat, interne des hôpitaux. 1871. 1 fr. 25

FOURNIER. **Note sur un cas de gomme syphilitique.** In-8. 1870. 50 c.

FOURNIER. **Recherches sur l'incubation de la syphilis.** In-8. 1865. 1 fr. 50

FOURNIER. **De la paralysie labio-glosso-laryngée.** In-8. 1870. 1 fr.

FOURNIER. **Note pour servir à l'histoire du rhumatisme uréthral.** In-8. 1 fr.

FOURNIER. **De la syphilide gommeuse du voile du palais.** In-8. 1868. 1 fr.

FOURNIER. **De la sciatique blennorrhagique.** In-8. 1868. 1 fr.

FOURNIER. **De l'épilepsie syphilitique tertiaire.** Leçon recueillie par F. Dreyfous, interne des hôpitaux. In-8. 1876. 1 fr. 25

FOURNIER. **Lésions tertiaires** de l'anus et du rectum, syphilome ano-rectal, rétrécissement syphilitique du rectum. Leçons recueillies et rédigées par Ch. Porak. In-8 de 75 pages. 1875. 2 fr.

FOURNIER. **Du Sarcocèle syphilitique.** Leçons recueillies et rédigées par A. Pichard. In-8 de 48 pages. 1875. 1 fr. 50

FOURNIER G. **Du calcul vésical** et de la lithotritie chez les enfants. In-8 de 69 pages. 1874. 2 fr.

FRANÇAIS. **Du frisson dans l'état puerpéral.** In-8 de 196 pages avec 6 planches lithographiées. 1868. 3 fr.

FREDET. **Quelques considérations sur les fractures traumatiques du larynx.** In-8. 1868. 1 fr.

FREDET. **Étude médico-légale des effets de la foudre sur l'homme.** Lésions anatomiques observées sur le cadavre d'un foudroyé. 1872. 75 c.

FREMY. **Étude critique de la trophonévrose faciale (physiologie pathologique).** In-8 de 166 pages. 1873. 3 fr.

FRIAS. **Tableaux synoptiques de matière médicale**, contenant 190 échantillons de substances naturelles avec texte explicatif. 36 fr.
— Ces tableaux, au nombre de 9, renfermés dans un étui. 42 fr.

FRIEDREICH. **Traité pratique des maladies du cœur.** Ouvrage traduit de l'allemand par les docteurs DOYON et LORBER. 1 vol. in-8 de 592 pages. 1873. 9 fr.

FRITZ. **Étude clinique sur divers symptômes spéciaux observés dans la fièvre typhoïde.** 1 vol. in-8 de 186 pages. 1864. 3 fr.

GAILLETON. **Traité élémentaire des maladies de la peau.** 1 vol. in-8 de 304 pages. 1874. 6 fr.

GALL. **Shang-Haï**, au point de vue médical ; contribution à la climatalogie médicale. In-8 de 80 pages. 1875. 2 fr.

GALICIER. **Théorie de l'unité vitale.** Première partie : **Physiologie unitaire.** In-8 de 204 pages. 1869. 3 fr. 50
Deuxième partie : **Pathologie unitaire.** In-8 de 420 pages. 1869. 6 fr.

GALICIER. **Vie de l'univers**, ou Étude de physiologie générale et philosophique appliquée à l'univers. 1 vol. in-8. 1873.   7 fr.

GALICIER. **Du typhus**. Réflexions critiques sur le principe contagieux et sa cause, suivies d'une étude sur la constitution médicale épidémique de Versailles pendant l'hiver 1872-73. In-8 de 48 pages. 1873.   1 fr. 50

GAMBUS. **De l'alcoolisme chronique terminé par la paralysie générale**. In-8 de 68 pages et 3 tableaux. 1873.   2 fr.

GARIMOND. **Traité théorique et pratique de l'avortement**, considéré au point de vue médical, chirurgical et médico-légal. 1 vol. in-8 de 476 pages. 1873. 7 fr. 50

GARROD. **La goutte**, sa nature, son traitement, et **Le rhumatisme goutteux**, ouvrage traduit par A. OLLIVIER, professeur agrégé à la Faculté de médecine de Paris, et annoté par J. M. CHARCOT, professeur à la Faculté de médecine de Paris, médecin de l'hospice de la Salpêtrière, etc. 1867. 1 vol. in-8 de 710 pages avec 26 figures intercalées dans le texte et 8 planches coloriées. Broché. 12 fr. Cartonné.   13 fr.

GASSER. **Des parasites** des organes génitaux de la femme. In-8 de 93 p. 1874. 2 fr.

GASTON. **Nouvelles recherches sur la durée de la grossesse**, ses rapports avec la conception, l'ovulation et la menstruation. In-8 de 64 pages. 1875.   1 fr. 50.

GANDOLPHE. **Du bruit de souffle mitral** dans l'ictère. In-8. 1875.   1 fr. 25.

GAUNEAU. **Éducation physique et morale des nouveau-nés**, et de la nécessité de l'allaitement pour la mère. Nouvelle édition. 1 vol. in-12. 1867.   2 fr.

GAUNEAU. **De la mortalité des nouveau-nés et des moyens de la combattre**. In-12 de 50 pages. 1869.   1 fr.

GAUTIER. **Des matières albuminoïdes**. In-8 de 88 pages. 1865.   1 fr. 50

GAUTIER (Jules). **De la fécondation artificielle dans le règne animal**, et de son emploi contre la stérilité. 1 vol. in-12 de 46 pages. 1870.   1 fr.

GAY (Mme), ex-directrice de l'Institut de l'enfance. **Éducation rationnelle de la première enfance; manuel à l'usage des jeunes mères**. 1 vol. in-32. 1868.   1 fr. 25

GAYAT. **Étude sur les corps étrangers de la conjonctive et de la cornée**. In-8. 1872.   1 fr. 25

GAYAT. **Notes sur l'hygiène oculaire** dans les écoles et dans la ville de Lyon. In-8 de 30 pages. 1874.   1 fr.

GAYRAUD. **Étude sur le prolapsus hypertrophique de la langue**. In-8 de 133 pages, avec une planche. 1866.   3 fr. 50

GAYRAUD. **Des perfectionnements récents de la synthèse chirurgicale**. 1 vol. in-8 de 147 pages. 1866.   3 fr. 50

GENEVOIX (Emile). **Les rimes de l'officine**. 1 vol. in-12. 1876.   2 fr 50.

GEORGESCO. **Du scorbut**. Épidémie observée pendant le siège de Paris. In-8 de 76 pages. 1872.   2 fr.

GERME. **Qu'est-ce que l'albuminurie?** ou de son analogie avec les sécrétions séreuses, séro-plastiques et les hémorrhagies qui se font soit à la surface, soit dans l'épaisseur. In-8 de 160 pages. 1864.   3 fr.

GIGARD. **Deux points de l'histoire du favus**. In-8 de 51 pages et 2 planches. 1872.   2 fr.

GIMBERT. **Mémoire sur la structure et la texture des artères**. In-8 de 68 p. avec 3 planches. 1866.   3 fr.

GINGEOT. **Essai sur l'emploi thérapeutique de l'alcool chez les enfants**, et en général sur le rôle de cet agent dans le traitement des maladies aiguës fébriles. In-8 de 159 pages. 1867.   2 fr. 50

GIRALDÈS, chirurgien de l'hôpital des Enfants, etc. **Leçons cliniques sur les maladies chirurgicales des enfants**, recueillies et publiées par MM. BOURNEVILLE et BOURGEOIS, revues par le professeur. 1 fort vol. in-8 accompagné de figures dans le texte, cart. en toile. 1869.   14 fr.

GIRARD (Ch.). **Étude sur les ferrugineux et en particulier sur le protoxalate de fer**. In-12 de 80 pages. 1874.   1 fr. 25

GIRARD. **Les matières glycogènes et les sucres au point de vue chimique et physiologique.** In-8 de 80 pages. 1872. 2 fr. 50

GIRARD (JULES). **Résorption urineuse et urémie dans les maladies des voies urinaires ; contribution à l'étude du traitement de la pierre dans la vessie.** In-8 de 144 pages. 1873. 3 fr.

GIRAUD (A). **Du délire dans le rhumatisme articulaire aigu.** In-8. 1872. 2 fr.

GIRAUD (L.). **Un chapitre de la phthisie.** Tuberculisation des organes génitaux de la femme. In-8 de 80 pages. 1868. 2 fr.

GIRAULT. **Étude sur la génération artificielle dans l'espèce humaine.** In-8 de 16 pages. 1869. 1 fr.

GLATZ. **Résumé clinique sur le diagnostic et le traitement des différentes espèces de néphrites et de la dégénérescence amyloïde des reins.** In-8 de 62 pages et 2 planches. 1872. 2 fr.

GOOD. **De la résection de l'articulation coxo-fémorale pour carie.** In-8 de 115 pages avec 5 figures dans le texte. 1869. 2 fr. 50

GOSSE. **Des taches au point de vue médico-légal.** In-8. 1863. 3 fr.

GOSSELIN, professeur de clinique chirurgicale à la Faculté de médecine de Paris, etc. **Leçons sur les hernies,** professées à la Faculté de médecine de Paris, recueillies et publiées par le docteur Léon LABBÉ, professeur agrégé, chirurgien du Bureau central. 1 vol. in-8 de 500 pages avec figures dans le texte. 1864. 7 fr.

GOSSELIN. **Leçons sur les hémorrhoïdes.** 1 vol. in-8. 1866. 3 fr.

GOUBERT. **De la perceptivité normale et surtout anormale de l'œil pour les couleurs,** spécialement de l'achromatopsie ou cécité des couleurs. In-8 de 164 pages. 1867. 3 fr. 50

GOUGUENHEIM. **Des tumeurs anévrysmales des artères du cerveau.** In-8 de 124 pages. Paris, 1866. 2 fr. 50

GOURVAT. **Physiologie expérimentale sur la digitale et la digitaline.** In-8. 1871. 2 fr.

GRAEFE (de). **Des paralysies du muscle moteur de l'œil,** traduit de l'allemand par A. SICHEL, revu par le professeur. 1 vol. in-8 de 220 pages. 1870. 3 fr. 50

GRANCHER. **De l'unité de la phthisie.** In-8. 1873. 1 fr. 50

GRANDIÈRE (de la). **De la nostalgie, ou mal du pays.** 1 vol. in-12. 1873. 3 fr.

GRANGÉ. **Des symptômes de la tuberculisation chez les enfants** et de leur valeur séméiologique. In-8 de 86 pages et 9 tableaux thermographiques. 1874. 3 fr.

GRASSET. **Étude clinique sur les affections chroniques des voies respiratoires d'origine paludéenne.** In-4 de 132 pages. 1873. 3 fr.

GRAVES. **Leçons de clinique médicale,** précédées d'une introduction de M. le professeur TROUSSEAU, ouvrage traduit et annoté par le docteur JACCOUD, professeur agrégé à la Faculté de médecine de Paris, médecin des hôpitaux. Troisième édition, revue et corrigée. 1870. 2 forts vol. in-8. 20 fr.

Nous extrayons de la préface de M. le professeur Trousseau les lignes suivantes :

« Depuis bien des années, je parle de Graves dans mes leçons cliniques ; j'en recommande la lecture, je prie les élèves qui savent l'anglais de considérer cet ouvrage comme leur bréviaire ; je dis et je répète que, de toutes les œuvres pratiques publiées dans notre siècle, je n'en connais pas de plus utile, de plus intelligente, et j'ai toujours regretté que les leçons cliniques du grand praticien de Dublin n'eussent pas été traduites dans notre langue.

» Professeur de clinique de la Faculté de médecine de Paris, j'ai sans cesse lu et relu l'œuvre de Graves ; je m'en suis inspiré dans mon enseignement ; j'ai essayé de l'imiter dans le livre que j'ai publié moi-même sur la clinique de l'Hôtel-Dieu ; et encore aujourd'hui, bien que je sache presque par cœur tout ce qu'a écrit le professeur de Dublin, je ne puis m'empêcher de relire constamment un livre qui ne quitte jamais mon bureau. »

GREMION-MENUAUD. **Étude sur la réduction de luxations anciennes d'origine traumatique par les machines.** In-8 de 62 pages avec 2 planches dans le texte. 1872. 2 fr.

GRENIER. **Étude médico-psychologique du libre arbitre humain,** 3e édition, in-8 de 104 pages. 1868. 2 fr.

GRENIER. **Du ramollissement sénile du cerveau,** précédé d'une dédicace à Mgr Dupanloup. In-8 de 404 pages. 1868. 2 fr

GRESSER. **De la curabilité constante de la suette dite miliaire, ainsi qu** **des affections qu'elle complique.** 1 vol. in-8. 1867. 3 fr. 5

GRIESINGER, professeur de clinique médicale et de médecine mentale à l'université d Berlin. **Des maladies mentales et de leur traitement.** Ouvrage traduit de l'all mand sous les yeux de l'auteur par le docteur DOUMIC, accompagné de notes par M. l docteur BAILLARGER, médecin de la Salpêtrière, membre de l'Académie de médecine 1 vol. in-8. Paris. 1868. 9 fr

GRIPAT. **Du siphon vésical dans le traitement des fistules urinaires,** par l sonde à demeure. In-8 de 80 pages. 1874. 2 fr.

GROS (Léon) et LANCEREAUX. **Des affections nerveuses syphilitiques.** 1861 1 vol. in-8. 7 fr

GRYNFELDT. **Emploi du forceps** pour extraire la tête du fœtus après la sortie du tronc. In-8 de 66 pages. 1874. 2 fr.

GUBLER, professeur à la Faculté de médecine de Paris, médecin de l'hôpital Beaujon, etc. **Des épistaxis utérines simulant les règles** au début des pyrexies et des phleg masies. 1863. In-8 de 49 pages. 1 fr. 50

GUENEAU DE MUSSY (Noël), médecin de l'Hôtel-Dieu, professeur agrégé à la Faculté de médecine de Paris, etc. **Causes et traitement de la tuberculisaion pulmonaire** ; leçons professées à l'Hôtel-Dieu en 1859, recueillies et publiées par le docteur WIELAND, ancien interne des hôpitaux de Paris, revues par le professeur. 1860. In-8. 3 fr.

GUENEAU DE MUSSY (Noël). **Deux leçons de pathologie générale.** In-8. 1863. 1 fr.

GUENEAU DE MUSSY (Noël). **Clinique médicale de l'Hôtel-Dieu.** 2 vol. in-8. 1874-1875. 24 fr.

GUERMONPREZ. **Contribution à l'étude de la maladie bronzée** d'Addison. In-8 de 113 pages. 1875. 2 fr. 50

GUÉNIOT, professeur agrégé à la Faculté de médecine, etc. **Des vomissements incoercibles pendant la grossesse.** In-8 de 127 pages. 1863. 2 fr. 50

GUÉNIOT. **Parallèle entre la céphalotripsie et l'opération césarienne.** In-8 de 84 pages. 1866. 2 fr.

GUÉNIOT. **Des luxations coxo-fémorales soit congénitales, soit spontanées,** **au point de vue des accouchements.** In-8 de 150 pages, avec 12 figures intercalées dans le texte. 1869. 3 fr.

GUÉNIOT. **Sur les fistules urinaires de l'ombilic dues à la persistance de** **l'ouraque, et du traitement qui leur est applicable.** In-8 de 24 p. 1872. 75 c.

GUÉNIOT. **Leçons faites à l'hôpital des Cliniques,** recueillies par le Dr CHANTREUIL, ancien chef de clinique. In-8 de 63 pages. 1873. 1 fr. 50

GUÉNIOT. **Leçons faites à l'hôpital des cliniques,** sur les adhérences anormales du placenta. In-8 de 40 pages. 1874. 1 fr. 50

GUÉRIN (Alphonse), chirurgien de l'hôpital Saint-Louis, etc. **Leçons cliniques sur** **les maladies des organes génitaux externes de la femme.** Leçons professées à l'hôpital de Lourcine. 1 vol. in-8 de 530 pages. 1864. 7 fr.

GUIBERT. **Histoire naturelle et médicale des nouveaux médicaments introduits dans la thérapeutique depuis 1830 jusqu'à nos jours.** 2º édition, revue et augmentée. 1 vol. in-8 de 700 pages. 1865. 10 fr.

GUICHARD (Ambroise). **Recherches sur les injections utérines en dehors de** **l'état puerpéral.** Grand in-8 de 184 pages. 1870. 3 fr. 50

GUIEN. **Guide du voyageur sur mer,** ou traité complet du mal de mer, etc. 1 vol. in-12 de 96 pages. 1876. 2 fr.

— **Guide-indicateur** aux eaux minérales de Lamalou. 1 vol. in-12 de 103 pages. 1875. 2 fr.

GUILLAUME. **Etudes cliniques** sur quelques tumeurs malignes du maxillaire supérieur et principalement sur le cancer de cet os. In-8 avec une planche. 1875. 2 fr.

GUILLON. **Bains de mer** des côtes de l'Océan, Biarritz, Arcachon et Royan ; leurs avantages respectifs. 1 vol. in-8 avec 4 planches. 1875. 4 fr.

GUINIER, professeur agrégé à la Faculté de médecine de Montpellier, etc. **Étude du gargarisme laryngien.** In-8 avec planches. 1868. 2 fr. 50

UYOMAR. **Recherches physiologiques et philosophiques** sur le magnétisme, le somnambulisme et le spiritisme. In-8 de 40 pages. 1865. 1 fr. 50

UYON (F.), professeur agrégé à la Faculté de médecine de Paris, chirurgien des hôpitaux, etc. **Des vices de conformation de l'urèthre chez l'homme ; des moyens d'y remédier.** 1 vol. grand in-8 de 174 p., orné de 4 pl. 1863. 3 fr. 50

GUYON (F.). **Des tumeurs fibreuses de l'utérus.** In-8. 1860. 2 fr. 50

HAAS. **Quelques observations** de nécrose phosphorée des maxillaires. In-8 de 31 pages. 1874. 1 fr.

HALLOPEAU. **Des accidents convulsifs dans les maladies de la moelle épinière.** In-8. 1871. 2 fr.

HAMEL. **Du rash variolique** (*Variolus rash* des Anglais). In-8 de 100 p. 1873. 2 fr.

HAMON. **De l'exercice de la médecine en province au XIXe siècle.** In-8. 1868. 2 fr.

HAMON. **Traité pratique du rétroceps (forceps asymétrique).** 2e édition revue et complétée. 1 vol. in-8 avec fig. 1873. 7 fr. 50

HANDVOGEL. **Traitement des affections du prépuce par l'oriatomie.** In-8 de 32 pages. 1873. 1 fr.

HARDY, professeur, chargé du cours de clinique des maladies de la peau à la Faculté de médecine de Paris, médecin de l'hôpital Saint-Louis, etc. **Leçons sur les affections dartreuses,** rédigées et publiées par le docteur MOYSANT. 3e édition. 1 vol. in-8. 1868. 4 fr.

HARLEY. **De l'urine et de ses altérations** pathologiques, étudiées au point de vue de la chimie physiologique et de ses applications au diagnostic et au traitement des maladies générales et locales. Ouvrage traduit de l'anglais par le Dr Hahn. 1 vol. in-12 avec 25 figures dans le texte. 1875. 6 fr.

HAUEUR. **De la maladie charbonneuse.** In-8 de 99 pages. 1875. 2 fr.

HAYEM. **Leçons cliniques** sur les manifestations cardiaques de la fièvre typhoïde, recueillies par Boudet, etc. In-8 de 87 pages. 1875. 2 fr. 50.

HAYEM. **Études sur les diverses formes d'encéphalite.** Anatomie et physiologie pathologiques. In-8 de 201 pages avec 2 planches. 1868. 3 fr. 50

HAYEM. **Des bronchites.** Pathologie générale et classification. In-8. 1869. 3 fr. 50

HAYEM. **Des hémorrhagies intra-rachidiennes.** In-8 de 232 pages. 1872. 4 fr.

HEARN. **Kystes hydatiques** du poumon et de la plèvre. Étude clinique. 1 vol-in-8 de 250 pages. 1875. 4 fr.

HECKEL. **Histoire médicale et pharmaceutique des principaux agents médicamenteux,** introduits en thérapeutique depuis ces dix dernières années. 1 vol. in-8 de 182 pages. 1874. 6 fr.

HENNEQUIN. **Du fongus bénin du testicule et de ses rapports avec la hernie du même organe.** In-8 de 66 pages. 1865. 2 fr.

HENROT. **Théorie et traitement** de certaines formes d'infection purulente et de septicemie. In-8. 1874. 50 c.

HENROT. **Des pseudo-étranglements que l'on peut rapporter à la paralysie de l'intestin.** In-8 de 115 pages. 1865. 2 fr. 50

HERMENT (L.). **Aide-mémoire du médecin militaire.** Recueil de notes sur l'hygiène des troupes, les substances militaires. 1 vol. in-12 de 550 pages. 1876. 5 fr.

HERVIEUX. **Des péritonites puerpérales.** In-8. 1867. 1 fr. 50

HERVIEUX, médecin de la Maternité de Paris. **Traité clinique et pratique des maladies puerpérales et des suites de couches.** 1 fort vol. in-8, avec figures dans le texte. 1870. 15 fr.

HESTRÉS. **Étude sur le coup de chaleur.** Maladie des pays chauds. In-8.
135 pages. 1872.   2 fr.

HÉLIOT. **Contribution à l'étude** de la consanguinité. In-8 de 77 pages. 1875. 2 f

HICGUET. **De la périnéoraphie.** In-8 de 22 pages. 1874.   1 f

Histoire d'un atome de carbone, depuis l'origine des temps jusqu'à ce jour. 1 vo
in-12 de 102 pages. 1864.   1 fr. 2

HOARAU. **La mort, sa constatation,** ou procédé à l'aide duquel on peut reconnaît
et éviter des enterrements de vifs. In-18 de 32 pages. 1874.   75 c

HOEPFFNER. **De l'urine dans quelques maladies fébriles.** In-8 de 94 pages,
8 tableaux. 1872.   2 fr. 5

HORION. **Des rétentions d'urine, ou Pathologie spéciale des organes uri
naires** au point de vue de la rétention. 1863. 1 vol. in-8.   6 fr

HOTTENIER. **Contribution à la pratique** des accouchements. Etude théorique e
pratique sur une espèce peu connue de version pelvienne par manœuvres interne
sans extraction, qu'on pourrait nommer : la version simple. In-8. 1876.   2 fr

HUCHARD. **Étude sur les causes de la mort dans la variole.** In-8 de 70 pages
1872.   2 fr

HUGUET. **Exposé de médecine homœodynamique basée sur la loi de simili
tude fonctionnelle et appliquée au traitement des affections aiguës e
chroniques.** 1 vol. in-18 de 159 pages. 1869.   2 fr.

HURET. **Tribut à l'histoire de l'embolie des artères vertébrales.** In-8 d
69 pages. 1873.   2 fr.

HUTIN et BOTTENTUIT. **Guide des baigneurs aux eaux minérales de Plom
bières.** 1 vol. de 224 pages avec figures dans le texte. 1872. Cart.   2 fr. 50

HYBORD. **Du zona ophthalmique et des lésions oculaires qui s'y rattachent.**
In-8 de 160 pages et 4 planches. 1872.   3 fr. 50

HYVERT. **De l'inoculation cancéreuse** (expériences nouvelles). In-8. 1872. 2 fr.

IMBERT-GOURBEYRE. **Étude sur quelques symptômes de l'arsenic et les eau
minérales arsénifères** (pour servir en outre de démonstration aux doses infinité
simales). Grand in-8 de 108 pages. 1863.   2 fr.

JACCOUD, professeur agrégé à la Faculté de médecine de Paris, médecin de l'hôpital d
Lariboisière. **Traité de pathologie interne.** 2 vol. in-8 avec 33 planches en chro
molithographie. 4ᵉ édition revue et augmentée. 1875.   25 fr.

JACCOUD. **Étude de pathogénie et de sémiotique, les paraplégies et l'ataxie
du mouvement,** etc. 1 fort vol. in-8. 1864.   9 fr.

JACCOUD. **De l'organisation des Facultés de médecine en Allemagne.** Rap
port présenté à Son Excellence le ministre de l'instruction publique le 6 octobre 1863.
1 vol. in-8 de 175 pages. 1864.   3 fr. 50

JACCOUD. **Leçons de clinique médicale,** faites à l'hôpital de la Charité. 1 fort
vol. in-8 de 878 pages, avec 29 figures et 11 planches en chromolithographie. 3ᵉ édi
tion, avec un joli cartonnage en toile. 1874.   16 fr.

JACCOUD. **Leçons de clinique médicale** faites à l'hôpital Lariboisière. 2ᵉ édition.
1 vol. in-8 accompagné de 10 planch. en chromolith. 1874. Cart.   16 fr.

JACCOUD. **La station médicale de Saint-Moritz** (Engadine-Suisse). In-8 de 67 p.
1873.   2 fr.

JACCOUD. **Le typhus du paquebot-poste Gironde et le service sanitaire
de Pauliac.** Note lue à l'Académie de médecine. In-8 de 36 pag. 1875.   1 fr. 50

JAGU. **Contribution à l'étude de la nécrose de cause phosphorée.** In-8 de
62 pages et 1 planche. 1874.   1 fr. 50

JACQUEMET. **De l'influence des découvertes les plus modernes dans les
sciences physiques et chimiques sur les progrès de la chirurgie.** In-8 de
221 pages. 1866.   3 fr.

JARJAVAY. **Recherches anatomiques sur l'urèthre de l'homme.** 1 vol. in-4
avec 7 planches lithographiées. 1856.   8 fr.

JAUMES. **Du glaucome.** 1 vol. in-8 de 264 pages. 1865.   4 fr.

AUMES. **Pathologie et thérapeutique de l'affection calculeuse, considérées dans leurs rapports avec les différents âges de la vie.** In-8. 1866. 3 fr. 50

OB. **Malades et blessés :** ambulance de l'hôpital Rothschild pendant le siége de Paris. In-8. 1871. 1 fr. 50

ODIN. **De la nature et du traitement du croup et des angines couenneuses,** étude clinique et microscopique, etc. In-8 de 39 pages. 1859. 1 fr. 25

OFFROY. **De la pachyméningite cervicale hypertrophique** (d'origine spontanée). In-8 de 116 pages et 1 planche. 1873. 2 fr. 50

OLICLÈRE. **De l'adénite syphilitique, du diagnostic et du traitement.** Brochure in-18 avec une planche coloriée. 1862. 1 fr. 50

OLLY (J.). **Essai sur le cancer de la prostate.** In-8 de 67 p. 1869. 1 fr. 50

OLLY (J). **Des ruptures utérines pendant le travail de l'accouchement considérées surtout au point de vue des symptômes et du traitement.** In-8 de 142 pages. 1873. 2 fr. 50

JULLIARD. **Des ulcérations de la bouche et du pharynx dans la phthisie pulmonaire.** In-8 de 76 pages avec 2 planches. 1865. 3 fr.

JULLIARD. **De l'emploi du plâtre coulé dans le traitement des fractures.** In-8 de 27 pages et 1 planche. 1873. 2 fr.

JULLIARD. **Relation d'une opération d'ovariotomie.** In-8. 1874. 1 fr. 25

JULLIARD. **Note sur un anévrysme intra-orbitaire** et sur un cas d'absence de l'anus avec abouchement anormal du rectum. In-8 de 15 pages. 1873. 1 fr.

JULLIARD. **De l'ignipuncture.** In-8 de 33 pages et 1 planche. 1874. 2 fr.

JULLIEN. **De l'amputation du pénis.** In-8 de 112 pages. 1873. 2 fr. 50

KASTUS. **Essai sur l'étiologie et la pathogénie du rhumatisme articulaire aigu.** In-8. 1868. 1 fr. 50

KOCH. **De la phthisie laryngée.** In-4° de 44 pages et 1 planche en chromolithographie, 1875. 2 fr.

— **De la voix humaine.** In-8 de 44 pages et 1 planche en chromolithographie. 1874. 2 fr.

KUBORN. **Étude sur les maladies particulières aux ouvriers mineurs employés aux exploitations houillères en Belgique.** 1 vol. grand in-8 de 300 pages. 1863. 6 fr.

LABARTHE (Castarède). **Du chauffage et de la ventilation des habitations privées.** In-8 de 235 pages et 8 planches. 1869. 4 fr.

LABARTHE (P.). **Le chancre simple chez l'homme et chez la femme.** In-8 de 135 pages. 1873. 2 fr. 50

LABARTHE. **Le carnet du docteur** au salon de peinture de 1874. In-8 de 23 pages. 1874. 1 fr. 50

LABARTHE. **Stérilité chez l'homme**, cessant après l'opération d'un phimosis congénital. In-8. 1874. 50 c.

LABBÉ (Léon), professeur agrégé à la Faculté de médecine de Paris, chirurgien de l'hôpital de la Pitié, etc. **Leçons de clinique chirurgicale**, professées à l'hôpital des Cliniques, recueillies, rédigées et publiées par le docteur Emmanuel BOURDON, revues par le professeur. 1 vol. in-8 avec une planche, 1876. 12 fr. Cart. 13 fr.

LABBÉE. **Recherches cliniques sur les modifications de la température et du pouls dans la fièvre typhoïde et la variole régulière.** In-8 de 88 pages, accompagné d'un grand nombre de tableaux dans le texte, de tracés sphygmographiques et de courbes thermiques. 1869. 3 fr.

LABORDE. **De la paralysie** (dite essentielle) **de l'enfance,** des déformations qui en sont la suite et des moyens d'y remédier. 1 vol. in-8 de 276 pages, accompagné de 2 planches dont une coloriée. 1864. 5 fr.

LABORDE. **Le ramollissement et la congestion du cerveau principalement considérés chez le vieillard.** Étude clinique et pathogénique. 1 vol. in-8 de 420 pages, avec planche coloriée contenant 6 figures. 1866. 6 fr.

LABORDE. **Physiologie pathologique de l'ictère.** In-8 de 96 pages. 1869. 2

LACASSAGNE. **De la putridité morbide et de la septicémie.** Histoire des théori anciennes et modernes. In-8 de 138 pages. 1872. 3 fr.

LACOMBE. **Étude sur les accidents hépatiques de la syphilis chez l'adult** In-8 de 119 pages. 1874. 2 fr. 5

LACROUSILLE (de). **De la péricardite hémorrhagique.** In-8. 1865. 3 fr. 5

LADEVÈZE. **Quelques considérations sur la gangrène glycocémique.** In-8 d 94 pages. 1867. 2 f

LAFFITTE(L.). **Essai sur les aphonies nerveuses et réflexes.** In-8. 1872. 2 fr

LAFITTE. **Des kystes des parties molles de la jambe.** In-8. 1872. 2 fr

LAFONT. **Étude sur le tremblement saturnin.** In-8 de 86 pages. 1869. 2 fr

LAGET. **Etude sur le purpura simplex à forme exanthématique.** In-8 d 60 pages. 1875. 1 fr. 5

LAGRANGE. **Contribution à l'étude de la sclérodermie** avec arthropathie atrophie osseuse. In-8 de 78 pages. 1874. 2 fr

LAJOUX. **Opération et guérison** d'un **Kyste hydatique suppuré du foie** In-8 de 24 pages. 1875. 1 fr.

LALLEMENT (P.). **De l'élément nerveux du croup.** In-8 de 104 p. 1864. 2 fr. 50

LAMBERT (de). **De l'emploi des affusions froides dans le traitement de la fièvre typhoïde et des fièvres éruptives.** In-8 de 75 pages. 1870. 2 fr.

LAMBLIN. **Étude sur la lèpre tuberculeuse, ou éléphantiasis des Grecs.** 1 vol. in-8, ouvrage orné de gravures dans le texte. 1871. 3 fr. 50

LANCEREAUX. Professeur agrégé à la faculté de médecine de Paris, médecin des hôpitaux, etc. **Traité d'anatomie pathologique** avec figures intercalées dans le texte, tome Iᵉʳ, 1ʳᵉ partie. In-8 de 532 pages et 191 fig. Anatomie pathologie générale, prix pour les souscripteurs au tome 1ᵉʳ complet. 18 fr.

LANCEREAUX. **De la polyurie (diabète insipide).** In-8 de 92 pages. 1869. 2 fr.

LANCEREAUX. **De la maladie expérimentale comparée à la maladie spontanée.** In-8 de 132 pages. 1872. 2 fr. 50

LANDOLT. **Le grossissement des images ophthalmoscopiques.** In-8 de 92 p. avec 9 figures intercalées dans le texte. 1874. 2 fr. 50

LANDOLT. **Tableau synoptique des mouvements des yeux et leurs anomalies,** une feuille in-plano avec figure. 1875. 1 fr. 50

LANDRIEUX. **Des pneumopathies syphilitiques.** In-8 de 80 pages. 1872. 2 fr.

LANDRIN. **Étude sur la vaccine et la vaccination.** In-8 de 91 pag. 1867. 2 fr.

LANGLEBERT (Edm.). **Nouvelle doctrine syphilographique. — Du chancre** produit par la contagion des accidents secondaires de la syphilis, suivi d'une nouvelle étude sur les moyens préservatifs des maladies vénériennes. 2ᵉ édition revue et augmentée du rapport de M. CULLERIER à la Société de chirurgie. In-8. 1862. 2 fr. 50

LANGLEBERT. **Unicisme et dualisme chancreux.** In-8 de 32 pages. 1864. 75 c.

LANGLEBERT. **Aphorismes sur les maladies vénériennes,** suivis d'un formulaire magistral pour le traitement de ces maladies. 1 joli vol. in-32, avec vignettes. 2ᵉ édition, revue et augmentée. 1875. 3 fr. 50

LANGLEBERT. **La syphilis dans ses rapports avec le mariage.** 1 vol. in-12 de 332 pages. 1873. 3 fr. 50

LAPEYRÈRE. **Notes d'un journaliste** sur la médecine et la chirurgie contemporaine avec 10 figures intercalées dans le texte. In-12 de 242 pages. 1875. 4 fr.

LARGUIER DES BANCELS. **Étude sur le diagnostic et le traitement chirurgical des étranglements internes.** In-8 de 144 pages. 1870. 3 fr.

LARRIEU. **Des hémorrhagies rétiniennes.** In-8 de 118 pages. 1870. 2 fr. 50

LARROQUE (de). **Traitement complémentaire et prophylactique du lymphatisme et de la scrofule confirmée.** 64 observat. à l'appui. 1 vol. in-8 de 178 p. 1872. 3 fr. 50

SKOWSKI. **Étude sur l'hydropisie enkystée de l'ovaire et son traitement chirurgical.** In-8 de 111 pages. 1867. 2 fr. 50

SSERRE. **Étude sur l'isolement considéré comme moyen de traitement dans la folie.** In-8 de 88 pages. 1872. 2 fr.

UGAUDIN. **Contribution aux indications curatives des eaux de Royat.** In-8 de 190 pages. 1870. 2 fr.

AUGIER. **Des varices et de leur traitement.** In-8 de 119 pages. 1842. 1 fr. 50

AURE. **Étude sur la contracture intermittente des extrémités.** In-8 de 68 pages. 1869. 1 fr. 50

AURENT (Ch.). **De l'hyoscyamine et de la daturine**, étude physiologique, application thérapeutique. Grand in-8 de 123 pages avec figures. 1870. 3 fr.

AURENT (G.). **Des anévrysmes compliquant les fractures.** In-8 de 61 pages. 1875. 1 fr. 50

AVAL. **Essai critique sur le delirium tremens.** In-8 de 85 pages. 1872. 2 fr.

EBAIL. **Valeur séméiologique de l'otorrhagie traumatique.** In-8. 1873. 1 fr. 50

EBER et ROTTENSTEIN. **Recherches sur la carie dentaire.** 1 vol. in-8 de 130 p. et 2 planches lithographiées. 1868. 3 fr.

EBEAU (A.). **Contribution à l'étude de l'encéphalocèle acquise.** In-8 de 126 pages. 1875. 2 fr. 50

EBERT. **Traitement de l'angine couenneuse par la glace,** suivi d'un appendice sur le moyen de se procurer cette substance en toute saison. In-8 de 46 pages. 1875. 1 fr. 50

EBLANC. **Essai sur les modifications de la pupille,** produites par les agents thérapeutiques. In-8 de 166 pages. 1875. 3 fr. 50

E BŒUF. **Étude critique sur l'expectation dans la pneumonie.** Grand in-8 de 98 pages. 1870. 2 fr.

EBON. **De la mort apparente et des inhumations prématurées.** 2e édition précédée d'une introduction par le professeur PIORRY. 1 vol. in-12. 1866. 3 fr.

E BRET, président de la Société d'hydrologie médicale de Paris, etc. **Manuel médical des eaux minérales.** 1 vol. in-12. 1874. Broché, 5 fr. 50. Cart. 6 fr.

EBRETON. **Des différentes variétés de la paralysie hystérique.** In-8 de 156 pages. 1868. 2 fr. 50

ECLÈRE. **Du rhumatisme,** manifestations diathésiques traitées par les eaux de plombières. In-8 de 90 pages. 1875. 2 fr.

ECOIN. **Des fractures de la rotule et de leurs différents modes de traitement.** In-8 de 104 pages et 1 tableau. 1869. 2 fr.

EDENTU, professeur agrégé à la Faculté de médecine de Paris. **Anatomie et physiologie des veines des membres inférieurs.** In-8 avec 1 planch. 1868. 2 fr. 50

E DUC (Philibert). **L'école de Salerne avec la traduction burlesque** du docteur MARTIN, nouvelle édition revue pour le latin sur les meilleurs textes et pour la traduction, sur l'édition originale de 1650, augmentée de deux suppléments latins traduits et annotés et d'extraits des anciens commentateurs. 1 joli volume petit in-8. 1875. 3 fr.

EFEBVRE. **Hygiène et thérapeutique de la sudation, au point de vue hygiénique et thérapeutique.** 1 vol. in-8. 1868. 3 fr.

EFEUVRE. **Études physiologiques et pathologiques sur les infarctus viscéraux.** In-8 de 130 pages et 1 planche. 1867. 2 fr. 50

ÉGEROT. **Études d'hémathologie pathologique** basées sur l'extraction des gaz du sang (variations de capacité pour l'oxygène par le globule sanguin). In-8 de 60 p. 1874. 1 fr. 50

EGRAND DU SAULLE. **Le délire des persécutions.** 1 vol. in-8. 1873. 6 fr.

EGRAND DU SAULLE. **Leçons sur la folie héréditaire.** In-8. 1873. 2 fr. 50

EGRAND DU SAULLE. **Traité de médecine légale et de jurisprudence médicale.** 1 fort vol. in-8 de 1268 pages. 1874. Broché 18 fr. Cart. 19 fr.

LEGRAND DU SAULLE. **Pronostic et traitement de l'épilepsie ; mode d'emploi des bromures alcalins.** 2e édition. In-8 de 24 pages. 1873.   1 fr.

LEGRAND-DU-SAULLE. **La folie du doute** (avec délire du toucher). In-8 76 pages. 1875.   2 fr.

LEGROUX (A.). **Essai sur la digitale et son mode d'action.** In-8. 1867. 2

LEGUÉ. **Documents pour servir à l'histoire des possédées de Loudun.** I de 90 pages. 1874.   2 fr.

LELION. **Étude physiologique et thérapeutique de la digitale.** In-8 de 115 1867.   2 fr.

LELONG. **Étude sur l'artérite et la phlébite rhumatismales aiguës.** In-8 143 pages. 1869.   2 fr.

LEMAISTRE (J.). **De l'angine superficielle scrofuleuse chronique.** In-8 51 pages. 1875.   1 fr.

LEMARCHAND. **De l'hygiène de la mer et de l'hydrothérapie maritime** co sidérées sous leur point de vue pratique dans diverses affections lymphatiqu scrofuleuses, anémiques, nerveuses, etc. In-8 de 59 pages. 1875.   1 fr.

LE MAT. **Des troubles psychiques** qui peuvent se présenter dans le cours de phthisie pulmonaire chronique. In-8 de 44 pages. 1875.   1 fr.

LEMOINE. **Des parasites de l'appareil de la vision.** In-8. 1874.   2 fr.

LEMPEREUR. **Des altérations que subit le fœtus après sa mort dans le se maternel.** In-8 de 148 pages. 1867.   3

LE PIEZ. **Étude sur quelques cas de ruptures dites spontanées du cœ** In-8 de 124 pages. 1873.   2 fr.

LE PILEUR. **Étude sur le traitement de certaines adénites inguinales** par méthode de l'aspiration. In-8 de 50 pages. 1874.   1 fr.

LEPRIEUR. **Recherches sur la conservation temporaire des cadavres,** point de vue des travaux de dissection et de médecine opératoire. In-8. 1873. 2

LERICHE. **Du spina bifida crânien.** In-8 avec figures. 1871.   2

LEROY. **Des concrétions bronchiques.** In-8. 1868.   2 f

LEROY (L.). **Essai sur la circulation des parties supérieures du fœtus sur les conséquences de ses anomalies.** In-8 de 50 p. et 2 pl. 1873. 1 fr.

LESACHER et MARESCHAL. **Histoire et description des plantes médicinal** nouvelle botanique médicale, comprenant : les plantes des jardins et des cham susceptibles d'être employées dans l'art de guérir. De leurs dangers et de l vertus d'après les anciens auteurs modernes. 4 vol. in-8.
AVIS. Cet ouvrage sera publié en 100 livraisons, chaque livraison comprendra 2 planches colori et 1 feuille de texte. Les douze premières livraisons ont paru ; il paraîtra trois livraisons par mois, prix de chaque livraison est de 1 fr.

LESCAMEL. **La phthisie pulmonaire et la médication arsenico-phosphoré** comparée avec les divers traitements connus ; étude basée sur de nombreuses obs vations et les données les plus récentes de la science. In-8 de 153 p. 1875. 3 fr.

LETEINTURIER. **Du danger des opérations pratiquées sur le col de l'uté** In-8 de 39 pages. 1872.   1 fr. 5

LETEURTRE. **Documents pour servir à l'histoire du seigle ergoté.** In-8 107 pages. 1871.   2 fr.

LETEXIER. **Des fractures indirectes de la colonne dorso-lombaire.** In-8 83 pages. 1873.   2 f

LETONA. **Étude comparative des fièvres palustres.** In-8 de 137 p. 1872. 2 fr. 5
Lettre d'un médecin de campagne à MM. les étudiants. In-8. 1868. 75

LEVEN. **Une épidémie de scorbut.** In-8 de 67 pages et 3 planches. 1871.   3 fr.

LEVEN. **Pathologie générale et classification des chorées.** In-8. 1869. 2

LEVI, médecin-major de l'armée. **Diagnostic des maladies de l'oreille.** Exam devant les conseils de révision des sujets qui sont ou se prétendent atteints de surdit In-8 de 100 pages et 3 planches en chromolithographie. 1872.   3 fr.

ÉGEOIS. **Anatomie et physiologie des glandes vasculaires sanguines.** Grand in-8 avec 2 planches. 1860. 3 fr. 50

ISSONDE. **Du chloral hydraté,** étude chimique, physiologique et thérapeutique. In-8 de 112 pages. 1874. 2 fr. 50

IVON. **Du traitement des polypes laryngiens.** In-8 de 80 pages. 1873. 2 fr.

ORET et BARRANDON. **Flore de Montpellier,** comprenant l'analyse descriptive des plantes vasculaires de l'Hérault, leurs propriétés médicinales, les noms vulgaires, les noms patois et un vocabulaire des termes patois. 2 vol. petit in-8 avec une carte du département de l'Hérault. 1876. 12 fr.

OREY (G.). **Des vomissements de sang** supplémentaires des règles et pathogénie des hémorrhagies supplémentaires du flux menstruel en général. In-8. 1875. 2 fr.

ORIN. **Aperçu général de l'hérédité et de ses lois.** In-8 de 90 pages. 1875. 2 fr.

OUBRIEU. **Études sur les causes de la surdi-mutité.** In-8 avec une carte et une planche lithographiée. 1868. 1 fr. 50

OUSTAU. **Voies urinaires.** Étude sur la divulsion des rétrécissements du canal de l'urèthre (procédés de MM. HOLT et VOILLEMIER). In-8. 1872. 2 fr. 50

UCAS-CHAMPIONNIÈRE. **Les lymphatiques utérins et leur rôle dans la pathologie utérine.** In-8 de 40 pages. 1875. 1 fr. 50

UPUS. **Étude critique sur les divers modes de traitement du rhumatisme nerveux.** In-8 de 48 pages. 1875. 1 fr. 50

UTZ, professeur à l'École de pharmacie, pharmacien en chef de l'hôpital Saint-Louis. **Du rôle de l'eau dans les phénomènes chimiques.** In-8 de 70 p. 1860. 2 fr.

ACHON. **De la pharyngite syphilitique tertiaire.** In-8. 1874. 1 fr. 50

AFFRE (J.). **Quelques considérations sur la suppuration de la caisse du tympan.** Son traitement. in-8 de 54 pages. 1875. 1 fr. 50

AGNAN. **Étude expérimentale et clinique sur l'alcoolisme** (alcool et absinthe, épilepsie absinthique). In-8 de 46 pages. 1871. 2 fr.

AGNAN. **De l'alcoolisme, des diverses formes du délire alcoolique** et de leur traitement. In-8 de 289 pages avec figures dans le texte. 1874. 5 fr. Cart. 6 fr.

AGNIN. **De quelques accidents de la lithiase biliaire, anomalies de la colique hépatique, fièvre intermittente symptomatique, angiocholite calculeuse, ictère chronique et ictère grave.** In-8 de 146 pages. 1869. 2 fr. 50

AGNIER DE LA SOURCE. **Contribution à l'étude des métamorphoses et du dosage de l'acide urique.** In-8 de 58 pages. 1875. 1 fr. 50

AGON. **De la torsion des artères.** In-8 de 50 pages. 1875. 1 fr. 50

AHAUX. **Recherches sur le trichophyton tonsurans et sur les affections cutanées qu'il détermine : herpès circiné, herpès tonsurant, sycosis.** In-8 de 84 pages et une planche. 1869. 2 fr.

AHOT. **Des battements du foie dans l'insuffisance tricuspide.** In-8 de 115 p. avec figures intercalées dans le texte. 1869. 2 fr. 50

AIGROT. **L'hydrothérapie expliquée et mise à la portée de tous.** Guide des malades aux établissements hydrothérapiques. 2e édition. 1 vol. in-18. 1873. 1 fr. 25

AIGROT. **Comptes rendus des principales maladies** qui ont été traitées en 1873 à l'Institut hydrothérapique de Saint-Dizier. In-8 de 32 p. 1873. 1 fr.

AILHETARD. **Contribution à l'étude de la gale.** In-8 de 53 pag. 1875. 1 fr. 50

AIRE. **Doctrine rationnelle du choléra asiatique ; prophylaxie et traitement de ce terrible fléau.** In-8 de 32 pages. 1873. 1 fr.

AISONNEUVE, chirurgien de l'Hôtel-Dieu de Paris. **Mémoire sur l'intoxication chirurgicale.** In-8. 1867. 1 fr. 50

AISONNEUVE. **Méthode d'aspiration continue, et ses avantages pour la cure des grandes amputations.** In-8 avec fig. 1869. 1 fr. 50

ALASSEZ. **De la numération des globules rouges du sang.** In-8 de 74 pages. 1873. 2 fr.

MALGAIGNE. **Leçons d'orthopédie**, professées à la Faculté de médecine de P
recueillies par MM. Guyon et Panas, prosecteurs de la Faculté de médecine de P·
revues et approuvées par le professeur. 1 vol. in-8 accompagné de 5 planches
sinées par M. Léveillé. 1862.   6 fr.

MALGAIGNE. **Étude sur l'anatomie et la physiologie d'Homère.** In-8 de 30
1842.   1

MALHERBE. **De la fièvre dans les maladies des voies urinaires.** Recher
sur ses rapports avec les affections du rein. 1 vol. in-8 accompagné de nombre
courbes thermiques. 1872.   3 fr.

MALLEZ et DELPECH. **Thérapeutique des maladies de l'appareil urinal**
1 vol. in-8. Broché. 7 fr. 50. Cart.   8 fr.

MALLEZ et A. TRIPIER. **De la guérison durable des rétrécissements de l'u
thre par la galvanocaustique chimique.** Mémoire couronné par l'Académi
médecine. In-8 de 35 pages avec figures dans le texte. *Deuxième édition.*   2

MANOUVRIEZ. **Recherches cliniques sur l'intoxication saturnine locale**
directe par absorption cutanée. In-8 de 86 pages. 1874.   2

MARCÉ. **De l'ulcération de la carotide interne dans la carie du roch**
In-8 de 130 pages. 1874.   2 fr.

MARCET. **Considérations nouvelles sur la barégine** ou matière organique
eaux sulfurées. In-8 de 54 pages, 1875.   1 fr.

MARSAT. **Des usages thérapeutiques du nitrite d'amyle.** In-8 de 46 pag
1875.   1 fr.

MARCHAND. **Étude historique et nosologique sur quelques épidémies**
endémies du moyen âge. In-8 de 109 pages. 1873.   2 fr.

MARTIN (Ferdinand), chirurgien-orthopédiste des maisons d'éducation de la Légi
d'honneur, etc., et COLLINEAU, docteur en médecine de la Faculté de médecine
Paris, etc. **Traité de la coxalgie, de sa nature et de son traitement.** 1 v
in-8 de 500 pages, accompagné de planches. 1865.   7

MARTIN (Georges). **De la durée de la vitalité des tissus et des conditio**
d'adhérence, des restitutions et transplantations cutanées (greffes an
males). In-8 de 132 pages. 1873.   2 fr.

MARTIN (Gustave). **Étude sur les plaies artérielles de la main et de la pa**
tie antérieure de l'avant-bras. In-8 de 88 pages.   2

MARTIN (L.). **Des corps gras naturels et artificiels : considérations ch**
miques, physiologiques et médicales. In-8 de 216 pages. 1869.   4

MARTIN (M.). **De la circoncision,** avec un nouvel appareil inventé par l'auteur po
faire la circoncision. Nouveau procédé pour le débridement du phimosis congéni
Grand in-8 de 88 pages.   2 f

MARTINEAU. **Des endocardites.** 1 vol. in-8 de 160 pages et 1 pl. 1866.   3 fr. 5

MARTY. **Contribution à l'étude de l'alcoolisme.** In-8 de 80 pages. 1873.   2 f

MASSE, professeur agrégé à la Faculté de médecine de Montpellier. **De la cicatri**
sation dans les différents tissus. In-4 de 76 pages et 1 pl. color. 1866. 3 fr. 5

MASSE. **Des types de la circulation dans la série animale et aux divers âg**
de la vie embryonnaire. In-4 de 98 pages. 1866.   2 f

MASSE. **Étude chirurgicale de l'étranglement.** In-8 de 93 pages. 1869. 2 fr. 5

MASSE. **Organes de l'audition et sens de l'ouïe.** In-8 de 124 pages. 1869. 3 f

MASSEY (Lucien). **Mémoire sur le traitement médical et la guérison de**
affections cancéreuses, suivi d'une Note sur le traitement de la syphilis. In-8 d
30 pages.   1 fr

MASSIE. **Des déplacements du cristallin** sous la conjonctive. In-8 de 72 page
1875.   1 fr. 50

MASSOT. **De l'influence des traumatismes sur la grossesse.** In-8 de 144 pag
1873.   2 fr. 5

MATTEI. **Clinique obstétricale,** ou Recueil d'observations et statistiques. 6 vol. in-8. 1862 et 1871. 24 fr.

MAUGENEST. **Étude critique sur la nature et le traitement de l'éclampsie puerpérale.** In-8 de 102 pages. 1867. 2 fr. 50

MAURIAC, médecin de l'hôpital du Midi. **Mémoire sur les affections syphilitiques précoces du système osseux.** In-8 de 63 pages. 1872. 2 fr. 50

MAURIAC. **Mémoire sur le paraphimosis.** In-8 de 48 pages. 1872. 1 fr. 50

MAURIAC. **Étude clinique sur l'influence curative de l'érysipèle dans la syphilis.** In-8 de 50 pages. 1873. 1 fr. 50

MAURIAC. **Cas de syphilis** gommeuse précoce et réfractaire à l'iodure de potassium. In-8 de 40 pages. 1874. 1 fr. 50

MAURIAC. **Du psoriasis de la langue et de la muqueuse buccale.** In-8 de 100 pages. 1874. 3 fr.

MAURIAC. **Leçon sur la balano-posthite** et le phimosis symptomatique des chancres infectants. In-8 de 46 pages. 1875. 1 fr. 50.

MAURIAC. **Des synovites** tendineuses symptomatiques de la syphilis et de la blennorrhagie. In-8. 1875. 1 fr.

— **Du traitement de la syphilis** par les fumigations mercurielles. In-8. 1875. 1 fr.

— **Diminution des maladies vénériennes** dans la ville de Paris depuis la guerre de 1870-71. 1ʳᵉ leçon. In-8 de 64 pages. 1875. 2 fr.

— **Diminution des maladies vénériennes** dans la ville de Paris, depuis la guerre de 1870-71. 2ᵉ leçon. Rareté actuelle du chancre simple. In-8 de 96 pages. 1876. 2 fr. 50.

MAYAUD. **Syphilis secondaire et tertiaire du système nerveux.** In-8 de 48 p. 1873. 1 fr. 50

MAYMOU. **Étude sur la synovite tendineuse blennorrhagique.** In-8 de 75 pages. 1875. 2 fr.

MERCIER (Aug.). **Traitement préservatif et curatif des sédiments de la gravelle, de la pierre urinaire, et de diverses maladies dépendant de la diathèse urique.** 1 vol. in-12 avec fig. dans le texte. 1872. 7 fr. Cart. 8 fr.

MERCIER (Aug.). **Recherches sur le traitement des maladies des organes urinaires,** considérées chez les hommes âgés, et sur celui des rétrécissements de l'urèthre ; suivies d'un essai sur la gravelle et la pierre, principalement sur la lithotripsie, l'extraction des fragments, et sur celle des autres corps étrangers. 1 vol. in-8 avec des figures dans le texte. 1856. 7 fr. 50

MERCIER (Aug.). **Explication de la maladie de J.-J. Rousseau** et de l'influence qu'elle a eue sur son caractère et sur ses écrits. In-8. 1859. 2 fr.

MERCIER (Aug.). **Recherches anatomiques, pathologiques et thérapeutiques sur les maladies des organes urinaires et génitaux,** considérées spécialement chez les hommes âgés. 1 vol. in-8. 1841. 6 fr.

MERCIER (Aug.). **Recherches anatomiques, pathologiques et thérapeutiques sur les valvules du col de la vessie, cause fréquente et peu connue de rétention d'urine.** 1 vol. in-8. 1848. 7 fr.

MERCIER. **Étude sur divers points d'anatomie et de pathologie des organes génito-urinaires.** In-8 de 56 pages. 1860. 1 fr. 50

MERCIER. **Nouvelles observations sur le cathétérisme et le traitement des rétrécissements réputés infranchissables de l'urèthre.** In-8 de 15 pages. 1862. 75 c.

MERCIER. **Quelques mots sur la taille périnéale par dilatation** et sur la lithotritie périnéale. In-8 de 16 pages. 1874. 50 c.

METZQUER. **Étude clinique de la phthisie galopante.** Preuves expérimentales de la non-spécificité et de la non-inoculabilité des phthisies. Ouvrage précédé d'une préface de M. le professeur FELTZ. 1 vol. in-8 de 218 pages. 1874. 4 fr.

MICHALSKI. **Étude sur la première dentition.** In-8 de 67 pages. 1871. 2 fr.

MICHAUD. **Sur la méningite et la myélite dans le mal vertébral.** Rech d'anatomie et de physiologie pathologiques. In-8. 1872. 2 fr.

MIGNON. **Des corps étrangers des voies digestives.** In-8 de 85 p. 1874. 2

MILLET. **Étude statistique sur la maladie syphilitique, le chancre simple** la blennorrhagie. 1 vol. in-8 de 76 pages. 1866. 2

MIREUR. **Essai sur l'hérédité de la syphilis.** Grand in-8 de 109 p. 1867. 2

MISSET. **Étude sur la pathologie des glandes sébacées.** In-8 de 120 pa avec 4 planches. 1872. 3 fr.

MOILIN. **Leçons de médecine physiologique.** 1 vol. in-8 de 296 p. 1866. 3 fr.

MOILIN. **Médecine physiologique;** maladies des voies respiratoires, maladies fosses nasales, de la gorge, du larynx et de la poitrine. 1 vol. in-8. 1867. 4

MOITESSIER, professeur agrégé à la Faculté de médecine de Montpellier. **De l'uri** Thèse de concours pour l'agrégation. 1856. In-4. 2

MOITESSIER. **Études chimiques des eaux minérales de Lamalou** (Héra Montpellier. In-8 de 130 pages et 2 planches. 1861. 3 fr.

MOLLIÈRE (D.). **Du nerf dentaire inférieur.** Anatomie et physiologie, anato comparée. In-8. 1871. 2

MOLLIÈRE (D.). **Recherches expérimentales et cliniques sur les fractur indirectes de la colonne vertébrale.** In-8. 1872. 1 fr.

MOLLIÈRE (H.). **Étude sur le vomissement** dans les maladies chroniques du ce veau, paralysie générale et tumeurs. In-8. 1874. 50

— **Recherches cliniques** sur la nosographie du purpura hæmorrhagica et des affe tions pétéchiales. In-8 de 32 pages. 1874. 1

— **Études cliniques** sur la physiologie pathologique de l'ictère grave. In-8 de pages. 1875. 1 f

MONCOQ. **Transfusion instantanée du sang.** Solution théorique et pratique la transfusion médiate et de la transfusion immédiate chez les animaux et ch l'homme. 1 vol. in-8 de 378 pages avec 7 figures dans le texte et 1 planche. 1874. 6

MONOD. **De l'encéphalopathie albuminurique aiguë** et des caractères qu'ell présente en particulier chez les enfants. In-8 de 170 pages. 1868. 2 fr. 5

MONTFORT. **Étude sur les déchirures de la vulve et du périnée penda l'accouchement.** In-8 de 103 pages. 1869. 2 f

MORA. **Étude clinique sur quelques complications des pleurésies.** In-8 d 78 pages. 1874. 2 fr

MORAX. **Des affections couenneuses du larynx.** In-8 de 156 p. 1864. 2 fr. 5

MORDRET. **Traité pratique des affections nerveuses et chloro-anémiqu** considérées dans les rapports qu'elles ont entre elles. 1 vol. in-8. 1861. 6 fr

MOREAU. **Recherches cliniques et expérimentales** sur l'empoisonnement ai par le plomb et ses composés. In-8 de 109 pages. 1875. 2 fr. 50

MORET. **Des manifestations syphilitiques** chez la femme enceinte et les nouvelle accouchées. In-8 de 102 pages. 1875. 2 fr. 5

MONTEILS. **Histoire de la vaccination;** recherches historiques et critiques sur le divers moyens de prophylaxie thérapeutique employés contre la variole depuis l'orig de celle-ci jusqu'à nos jours. 1 vol. in-8 de 422 pages. 1874. 7 fr.

MOREAU-WOLF. **Des rétrécissements de l'urèthre et de leur guérison r cale et instantanée par un procédé nouveau, la** *divulsion rétrograde.* Gran in-8 de 100 pages avec figures dans le texte. 3 fr

MORIN. **Des perforations intestinales dans le cours de la fièvre typhoïde.** In-8 de 78 pages. 1869. 1 fr. 50

MOSCOVITZ. **De la syphilis tertiaire crânienne,** et de ses complications mé ningo-encéphaliques. In-8 de 47 pages. 1874. 1 fr. 50

MOUCHET. **Des affections secondaires du choléra observées dans l'épidémie de 1866.** In-8 de 75 pages. 1867. 2 fr

MOUGEOT. **Recherches sur quelques troubles de nutrition consécutifs aux affections des nerfs.** Grand in-8 de 152 pages. 1867. 3 fr.

MOUGIN. **De l'épididymite caséeuse.** In-8 de 84 pages. 1873. 2 fr.

MOURA. **Angines aiguës ou graves;** origines, nature, traitement. In-8. 1870. 2 fr.

MOURA. **Traité pratique de laryngoscopie et de rhinoscopie,** suivi d'observations. 1864. 1 vol. in-8 de 200 pages avec 21 figures dans le texte. 4 fr.

MOURA. **L'acte de la déglutition, son mécanisme.** Grand in-8 de 60 pages avec figures intercalées dans le texte et 2 pl. 1867. 3 fr.

MOURA. **Revue clinique.** Laryngopathie, classification, statistique. 1874. In-8. 2 fr. 50

MOURIER. **Des causes de la stérilité chez l'homme et chez la femme.** In-8 de 128 pages. 1866. 2 fr.

MOURIER. **Traitement méthodique, préservatif et curatif de la goutte (acquise ou héréditaire), du rhumatisme goutteux,** etc., 3e édit. In-8 de 36 pages. 1870. 1 fr.

MOUTARD-MARTIN, médecin de l'hôpital Beaujon. **La pleurésie purulente et son traitement.** 1 vol. in-8. 1872. 4 fr.

MOUTON. **Du calibre de l'œsophage et du cathétérisme œsophagien.** In-8 de 118 pages. 1874. 2 fr. 50

MOYNAC. **Du traitement des hernies** par le caoutchouc. In-8 de 33 pages, 1875.

MUGNIER. **De la folie consécutive aux maladies aiguës.** In-8 de 98 p. 1865. 2 fr.

MURON. **Pathogénie de l'infiltration de l'urine.** In-8 de 72 pages. 1872. 2 fr.

NADAUD. **Paralysies obstétricales des nouveau-nés.** In-8. 1872. 1 fr. 50

NAUDIER. **De l'obstruction des voies lacrymales.** In-8 de 91 p. 1872. 2 fr.

NEGRONI. **Aperçu sur l'ovariotomie,** fondée sur 645 observations. In-8 de 34 p. et 6 tableaux. 1866. 1 fr. 50

NÉLATON (Eugène), prosecteur de la Faculté de médecine de Paris. **Mémoire sur une nouvelle espèce de tumeurs bénignes des os, ou tumeurs à myéloplaxes.** 1 vol. grand in-8 de 376 pages et 3 planches coloriées. 1860. 6 fr. 50

NEPVEU. **Contribution à l'étude des tumeurs** du testicule. 2e édition revue e augmentée. In-8 de 90 pages et 2 planches. 1875. 2 fr. 50.

NEUMAN. **Essai sur le cancer du rein.** In-8 de 88 pages. 1873. 2 fr.

NICATI. **La paralysie du nerf sympathique cervical : étude clinique.** In-8 de 86 pages et 1 planche. 1873. 2 fr. 50

NIEDERKORN. **Contribution à l'étude de quelques-uns des phénomènes de la rigidité cadavérique chez l'homme.** 91 pages et 33 tableaux. 1872. 2 fr. 50

NIEPCE. **Quelques considérations sur le crétinisme.** In-8. 1871. 1 fr. 75

NODET (L.). **Études cliniques et expérimentales** sur les diverses espèces de chancres, et particulièrement sur le chancre mixte, précédées d'une lettre d'introduction par M. le docteur ROLLET, chirurgien en chef de l'Antiquaille de Lyon. 2e édition. 1 vol. in-8 de 149 pages. 1864. 2 fr.

NODET. **De l'application de la méthode sous-capsulo-périostée à la résection tibio-tarsienne.** In-8 de 79 pages. 1869. 2 fr.

NONAT, ancien médecin de l'hôpital de la Charité, agrégé libre de la Faculté de Paris. **Traité pratique des maladies de l'utérus, de ses annexes et des organes génito-externes.** 2e édition, revue et augmentée, avec la collaboration du docteur LINAS. 1 fort vol. in-8 avec fig. dans le texte. 1870-74. 17 fr. Cartonné. 18 fr.

NONAT. **Traité des dyspepsies,** ou Étude pratique de ces affections, basée sur les données de la physiologie expérimentale et de l'observation clinique. 1 vol. in-8 de 230 pages. 1862. 3 fr. 50

NONAT. **Traité théorique et pratique de la chlorose, avec une étude spéciale sur la chlorose des enfants.** In-8 de 211 pages. 1864. 3 fr. 50

NYSTROM. **Du pied et de la forme hygiénique des chaussures,** avec une préface du professeur SANTESSON. Traduction de la 2e édition suédoise. In-8 de 46 pages, avec figures dans le texte. 1870. 1 fr. 50

OBÉDÉNARE. **De la trachéotomie dans l'œdème de la glotte et de la lar**
gite nécrosique. In-8 de 80 pages. 1866. 2

OFF. **Des altérations de l'œil dans l'albuminurie et le diabète.** In-8 de 180
ges avec 2 planches en chromolithographie. 1870. 4 fr.

OLLIER DE MARICHARD. **Recherches sur l'ancienneté de l'homme dans**[
grottes et monuments mégalitiques du Vivarais. 1 vol. in-8 avec 13 pl
ches en partie coloriées. 1869. 7

OLLIER DE MARICHARD et PRUNER BEY. **Les Carthaginois en France, la** o
nie libo-phénicienne du Liby. Gr. in-8 de 50 pages, avec 2 tableaux et p
ches. 1870. 5,

OLLIVIER (A.), professeur agrégé de la Faculté de médecine de Paris, méde n des
pitaux, etc. **Des atrophies musculaires.** In-8 de 192 pages. 1869. 3 fr.

OLLIVIER (A.). **Cours sur l'histoire de la médecine et de la chiru gie** (le
d'ouverture). In-8 de 12 pages. 1873. 75

OLLIVIER (A.). **Note sur une cause peu connue des maladies or aniqu**
du cœur et sur la pathogénie de l'hémiplégie puerpérale. In-8. 18 9. 50

OLLIVIER (A.). **Nouvelle note sur l'endocardite et l'hémiplégie puerp** ale
In-8 de 24 pages. 1870.

OLLIVIER (A.). **Observation pour servir à l'histoire clinique des abcès**
cerveau consécutifs aux otorrhées. In-8 de 10 pages, avec 1 pl. 1870. 50

OLLIVIER (A.). **Note sur la pathologie de l'albuminurie puerpérale.** In-8
8 pages. 1870. 50.

OLLIVIER (A.). **Quelques réflexions sur la pathogénie de l'angine herpétiq**
à propos d'un cas de zona de la face. In-8 de 12 pag. et 1 pl. 1872. 75

OLLIVIER (A.) et RANVIER (L.). **Observations pour servir à l'histoire de l**
leucocythémie et à la pathogénie des hémorrhagies et des thrombose
qui surviennent dans cette affection. In-8 avec 1 planche. 1867. 75

OLLIVIER (A.) et RANVIER (L.). **Contributions à l'étude histologique des lésion**
qu'on rencontre dans l'arthropathie et l'encéphalopathie rhumatismale
aiguës. In-8 avec 1 planche. 1866. 50 c

ORDENSTEIN. **Sur la paralysie agitante et la sclérose en plaques généra**
lisée. In-8 de 87 pages et 2 planches coloriées. 1868. 2 fr. 5

ORDONNEAU. **De la rupture des anévrysmes** de l'aorte dans la trachée et l
bronches. In-8 de 60 pages et 4 planches. 1875. 2 fr. 50

PAILLIARD. **Recherches thérapeutiques** sur la cinchonine. In-8 de 63 pages
1875. 1 fr. 50

PANAS, professeur agrégé de la Faculté de médecine de Paris, chirurgien des hôpi
taux, etc. **Des cicatrices vicieuses et des moyens d'y remédier.** In-8 d
134 pages et 1 planche. 1863. 2 fr. 50

PANAS et LOREY. **Leçons sur le strabisme, les paralysies oculaires, le nys-**
tagmus, etc. 1 vol. in-8 avec figures. 1873. 5 fr.

PANAS et BUZOT. **Leçons sur les kératites,** précédées d'une étude sur la circulation
et la nutrition de l'œil, et de l'exposé des divers moyens de traitement employés
contre les ophthalmies en général. 1 vol. in-8 avec figure, 1876. 40 c.

PANAS. **Sur une variété particulière** de kystes-séreux ovariques. In-8. 1875.
50 c.

PAQUELIN et JOLY. **Etude de biologie,** théorie nouvelle. 1 vol. in-32 de 166 pages.
1875. 2 fr.

PAQUELIN et JOLLY. **Contribution à l'étude** des phénomènes nutritifs. In-8.
1875. 50 c.

PARET (Jules). **De l'emploi du valérianate de Caféine.** In-8. 1875. 1 fr. 50

PARROT-LARIVIÈRE, avocat à la cour de Paris, etc. **Code du médecin,** recueil
complet de la législation et de la jurisprudence sur la profession comprenant le service
de santé de l'armée et de la marine. 1 vol. in-32 de 320 pages. 1875. 5 fr.

PARIGOT. **Des asiles d'aliénés et des gheels au point de vue moral et** économique. In-12 de 67 pages. 1873. 1 fr.

PASSAQUAY. **Tumeurs des amygdales.** In-8 de 107 pages. 1873. 2 fr. 50

PATHAULT (L). **Des propriétés physiologiques** du bromure de camphre (camphre monobromé de Wurtz), et de ses usages thérapeutiques. In-8. 1875. 1 fr. 25

PATÉZON. **Des coliques hépatiques** et de leur traitement par les eaux minérales de Vittel (Vosges). In-8. 1872. 75 c.

PÉAN, chirurgien des hôpitaux de Paris, etc. **L'ovariotomie peut-elle être faite à Paris avec des chances favorables de succès? — Observations pour servir à la solution de cette question.** Grand in-8. 1867. 1 fr.

PÉAN et MALASSEZ. **Étude clinique sur les ulcérations anales.** 1 vol. in-8 avec figures et 4 planches coloriées. 1872. 6 fr.

PÉAN et URDY. **Hystérotomie.** De l'ablation de l'utérus par la gastrotomie. 1 vol. in-8 avec figures et planches. 1873. 6 fr.

PÉCHENET. **Physiologie étiologique et traitement de l'anaphrodisie.** In-8 de 80 pages. 1873. 2 fr.

PÉCHOT, professeur de pathologie interne à l'École de médecine de Rennes, etc. **Principes de pathologie générale.** 1 vol. in-12 de 424 pages. 1867. 4 fr.

PELISSIER. **Des indications de l'hydrate de chloral dans l'accouchement.** In-8 de 78 pages. 1873. 2 fr.

PELTIER. **Pathologie de la rate.** In-8 de 110 pages. 1872. 2 fr. 50

PELTIER. **Étude sur les épanchements traumatiques primitifs de sérosité.** In-8. 1870. 1 fr. 50

PELVET. **Des anévrysmes du cœur.** In-8 de 172 pages, avec 2 pl. 1867. 3 fr. 50

PÉNIÈRES, professeur agrégé, etc. **Des progrès que l'histologie** a fait faire au diagnostic des tumeurs. In-8 de 82 pages. 1875. 2 fr. 50

PÉNIÈRES. **Des résections du genou.** In-8 de 120 pages. 1869. 3 fr.

PENILLEAU. **Étude sur le café au point de vue historique, physiologique et alimentaire.** Grand in-8 de 90 pages. 1864. 2 fr. 50

PÉRICHON. **Contribution à l'étude** de la réduction en masse dans la hernie étranglée. In-8 de 38 pages. 1875. 1 fr. 25

PÉRIER. **Le château de Bourbon-l'Archambault.** Notice historique. In-8 avec 3 planches. 1872. 1 fr. 25

PÉRIER. **Guide aux eaux de Bourbon-l'Archambault, descriptif et médical.** 1 vol. in-12 de 242 pages. 1870. 2 fr. 50

PÉRIER. **Bourbon-l'Archambault, sous Louis XIV.** 1 vol. in-12. 1873. 2 fr.

PÉRIER. **Hôpital thermal civil de Bourbon-l'Archambault.** Années 1872 et 73. Statistiques et réflexions sur les résultats du traitement. In-8 de 43 p. 1874. 1 fr. 25

PERNOT. **Étude sur les accidents** produits par les piqûres anatomiques. In-8 de 105 pages. 1868. 2 fr.

PÉRONNE (Charles). **De l'alcoolisme dans ses rapports avec le traumatisme.** In-8 de 155 pages. 3 fr. 50

PERRET. **Des tumeurs sanguines intrapelviennes pendant la grossesse normale et l'accouchement.** Grand in-8 de 88 pages. 1864. 2 fr.

PETIAU. **Contribution à l'étude** du traitement du Bec-de-lièvre double compliqué. In-8 de 58 pages et 3 planches. 1875. 2 fr.

PETIT. **Transmission de la syphilis par la vaccination**; des moyens pour l'éviter. In-8 de 105 pages. 1867. 2 fr.

PETIT. **De la syphilis dans ses rapports** avec le traumatisme. In-8 de 113 pages. 1875. 2 fr. 50.

PETITFILS. **Considérations sur l'atrophie aiguë des cellules motrices (paralysie infantile spinale aiguë de l'adulte).** In-8 de 103 pag. 1873. 2 fr. 50

PÉTRASU. **De la tuberculose péritonéale étudiée principalement ch l'adulte** (anatomie pathologique et forme clinique). In-8 de 78 pages. 2

PÉTREQUIN. **Étude comparée des eaux minérales de la France et celles de l'Allemagne** au point de vue des sources étrangères qu'il est possib de remplacer par des sources françaises. In-16 de 32 pages. 1873. 1 fr. 2

PÉTRINI. **Des injections hypodermiques de chlorhydrate de narcéine.** In- avec tracés sphygmographiques. 1871. 2 fr

PHÉLIPPEAUX. **Étude pratique sur les frictions et le massage,** ou Guide d médecin masseur. In-8 de 189 pages. 1870. 3 fr

PHILBERT. **Du traitement de l'obésité** aux eaux de Brides (Savoie). In-8 1876. 50 c

PICARD. **Des inflexions de l'utérus à l'état de vacuité.** 1 vol. in-8 de 200 pa avec figures dans le texte. 1862. 3 fr. 5

PICARD (A). **Essai sur la résection du genou,** cas de tumeurs blanches et de difformités. In-8 de 82 pages. 1875. 2 fr.

PICARD (H). **Note sur les inflammations et les abcès** de la prostate, In-8 de 68 pages. 1875. 1 fr. 50

PICARD (G). **Sarcocèle et phthisie cancéreuse.** In-8 de 48 pages. 1875. 1 fr. 50

PICOT. **Du rhumatisme aigu et de ses diverses manifestations chez les enfants.** 1 vol. in-8. 1873. 3 fr. 50

PIERRESON. **De la diplégie faciale.** In-8 de 62 pages. 1867. 1 fr. 50

PILLET. **De la suppression de la compression digitale préliminaire dans l'amputation des membres ; description de procédés nouveaux.** In-8 de 70 pages. 1873. 2 fr.

PILLENET. **Des synovites tendineuses aiguës.** In-8 de 73 pages. 1874. 2 fr.

PIORRY, professeur de clinique médicale à la Faculté de Paris, membre de l'Académie, etc. **La médecine du bon sens.** De l'emploi des petits moyens en médecine et en thérapeutique. 2ᵉ édition. 1 vol. in-12. 1867. 5 fr.

PIORRY. **Traité de plessimétrisme et d'organographie ;** anatomie des organes sains et malades, établie pendant la vie au moyen de la percussion médiate et du dessin, à l'effet d'éclairer le diagnostic. 1866. 1 fort vol. in-8 avec 91 figures intercalées dans le texte. 15 fr.

PIORRY. **Clinique médico-chirurgicale de la ville.** Résumé et exposition de la doctrine et de la nomenclature organo-pathologique ; observations et réflexions cliniques. 1 vol. in-8. 1869. 6 fr.

PIQUANTIN. **Des déviations utérines considérées comme obstacles à la fécondation.** In-8 de 62 pages. 1873. 1 fr. 50

PIRÈS, ancien chef de clinique du docteur Wecker. **De l'opération de la cataracte par l'extraction linéaire scléroticale.** In-8 de 57 p. avec 16 fig. 1867. 2 fr.

PITON. **Étude sur le rhumatisme.** In-8 de 220 pages. 1868. 3 fr. 50

PLAITE. **Nouveaux moyens de prophylaxie infaillible très-simples et inoffensifs,** applicables chez la femme au moyen d'un nouvel instrument, contre les maladies vénériennes et contre la syphilis, et explication théorique des formes et des phénomènes de la syphilis par un seul virus agissant comme les ferments. In-8 de 171 pages avec une planche. 1865. 2 fr. 50

PLANAT. **Recherches physiologiques et thérapeutiques sur la picrotoxine.** In-8 de 32 pages. 1875. 1 fr. 25

PLANCHE. **Apprécier l'influence des travaux modernes sur la connaissance de la fièvre, exposer les applications thérapeutiques résultant de cette étude.** In-8 de 68 pages. 2 fr.

PLANCHON. **Faits cliniques de laryngotomie.** In-8. 1869. 3 fr.

PLANCHON. **Le phylloxera** de 1854 à 1873. Résumé pratique et scientifique. In-8 de 40 pages et 1 planche. 1873. 1 fr. 50

PLANCHON. **Les vignes américaines, leur culture, leur résistance au phylloxera et leur avenir en Europe.** 1 vol. in-12 de 240 pages. 1875. 2 fr. 50

POCHÉ. **Contribution à l'étude des anomalies des cloisons cardiaques.** In-8. 1875. 2 fr.

POINSOT. **De la conservation dans le traitement des fractures compliquées.** 1 vol. in-8 de 434 pages. 1873. 6 fr.

POLACZEK. **De l'opportunité des grandes opérations.** In-8 de 67 pages. 2 fr.

POLICHRONIE. **Étude expérimentale sur l'action thérapeutique et physiologique de l'ipécacuanha et de son alcaloïde.** In-8. 1874. 2 fr. 50

POLIN. **Essai de physiologie sur le sommeil.** In-8 de 78 pages. 1876. 2 fr.

POMMEROL. **Recherches sur la synostose des os du crâne** considérée au point de vue normal et pathologique chez les différentes races humaines. In-8 de 116 pages avec 2 planches. 1869. 2 fr. 50

POTHEAU. **Étude sur la valeur séméiologique de la ménorrhagie ou exagération du flux menstruel.** In-8 de 107 pages. 1873. 2 fr.

POUCHET. **Des colorations de l'épiderme.** In-4 de 52 pages. 1864. 2 fr. 50

POUILLET. **De l'onanisme chez la femme.** In-8. 1876. 1 fr. 50

POULET (V). **Recherches statistiques sur la mortalité** à Plancher-les-Mines à un siècle d'intervalle. In-8 de 46 pages. 1874. 1 fr. 50

POULIOT (G.). **Ponction vésicale hypogastrique ; rapports de la paroi antérieure de la vessie.** In-8 de 128 pages. 1868. 2 fr. 50

POULIOT (F.). **De la cystite du col,** de ses divers modes de traitement, et en particulier des instillations au nitrate d'argent. In-8 de 128 pages. 1872. 2 fr. 50

POULLET. **Recherches sur les caillots du cœur.** In-8. 1866. 2 fr.

POUQUET. **De la trachéotomie dans le cas de croup,** considérations pratiques. Mémoire in-8 de 88 pages. 1863. 2 fr.

POUZOL. **Essai sur l'ictère.** In-8 de 107 pages. 1872. 2 fr. 50

POWELL. **Essai sur le pseudo-rhumatisme articulaire dans le cours de la diathèse tuberculeuse.** In-8 de 50 pages. 1874. 1 fr. 50

PRADEL. **Amour et onanisme.** In-8. 1875. 1 fr. 50.

PRAT. **Du panaris.** In-8 de 104 pages. 1871. 2 fr.

PRÉVOST et COTARD. **Études physiologiques et pathologiques sur le ramollissement cérébral.** 1 vol. grand in-8 avec 4 planches en chromolithographie. 1866. 5 fr.

PUISTIENNE. **Remarques et observations sur quelques tumeurs enkystées pelviennes ou abdominales chez la femme.** In-8. 1867. 2 fr. 50

PUTÉGNAT. **Quelques faits d'obstétricie.** 1 vol. in-8. 1871. 7 fr.

QUARANTE. **Traitement de la goutte, de la gravelle et du diabète.** 7e édition. In-32. 2 fr.

QUINQUAND. **Étude sur les affections articulaires.** In-8. 1876. 2 fr. 50

QUINQUAUD. **Essai sur le puerpérisme infectieux chez la femme et chez le nouveau-né.** 1 vol. in-8 de 276 pages et 17 fig. dans le texte. 1872. 3 fr. 50

QUINTAA. **Mal vertébral de Pott, scoliose, nouveau traitement.** In-8 de 47 pages. 1869. 1 fr. 50

RABOT. **Contribution à l'étude des lésions syphilitiques des artères cérébrales.** In-8. 1875. 4 fr. 50

RANVIER. **Considérations sur le développement du tissu osseux et sur les lésions élémentaires du cartilage et des os.** In-8. 1865. 2 fr.

RATHERY. **Essai sur le diagnostic des tumeurs intra-abdominales chez les enfants.** In-8 de 136 pages. 1871. 2 fr. 50

RATHERY. **Des accidents de la convalescence.** In-8 de 168 p. 1875. 3 fr. 50

RAYMOND (Th.). **Opérations préliminaires à l'extirpation des tumeurs** (écrasement linéaire, — galvanocaustie). De leur combinaison. In-8 de 100 p. 1871. 2 fr.

RAYNAUD. **De l'ophthalmie diphthéritique.** Gr. in-8 de 116 pag. 1866.   2 fr.

REBATEL. **Recherches sur la circulation dans les artères coronaires.** I 32 pages avec 8 tracés sphygmographiques dans le texte. 1872.   1 fr.

Recueil de questions posées aux cinq examens de médecine. 14 vol. in-1865-1873. Prix de chaque volume.   1 fr.

REGNARD. **Nouvelles recherches sur la congestion cérébrale.** In-8 de 95 p 1868.   2 fr.

REGNAULT (Paul). **De l'hygroma du genou.** Traitement par la ponction suivie d'' jection iodée. In-8 de 58 pages. 1871.   1 fr.

RELIQUET. **Traité des opérations des voies urinaires.** 1 vol. in-8 de 820 avec figures dans le texte. 1871. Broché, 10 fr. Cartonné en toile.   11

RELIQUET. **De l'uréthrotomie interne.** In-8 de 134 pages. 1865.   2 f

RELIQUET. **Irrigation continue de l'urèthre et de la vessie.** In-12. 1866. 50

RENAUT (J). **De l'intoxication saturnine chronique.** In-8 de 198 pages 9 tracés sphygmographiques. 1875.   4 f

RENDU (H). **Des anesthésies spontanées.** In-8 de 180 pages. 1875.   3 fr. 5

RENDU. **Recherches cliniques et anatomiques sur les paralysies liées à l méningite tuberculeuse.** In-8 de 152 pages. 1874.   3 fr

RENGADE. **La médecine pneumatique, ses applications au traitement de maladies des voies respiratoires.** In-12 de 42 pages. 1873.   1 fr

RENOULT. **Du rôle du système vasculaire dans la nutrition en général, e dans celle du muscle et du cœur en particulier.** Grand in-8. 1869.   3 fr.

REUILLET. **Étude sur les paralysies du membre supérieur liées aux fractures de l'humérus,** suivie d'une observation de névroplasie traumatique généralisée avec lésions secondaires des articulations et des muscles. In-8 de 64 p. 1869. 1 fr. 75

REVEIL. **Recherches de physiologie végétale. De l'action des poisons sur les plantes.** 1 vol. in-8 de 180 pages. 1865.   3 fr. 50

REVEIL. **Recherches sur l'osmose et sur l'absorption par le tégument externe chez l'homme, dans le bain.** 1 vol. in-8 de 82 pag. 1865.   2 fr. 50

REVILLIOD. **De l'action de quelques maladies aiguës sur la tuberculisation.** In-8 de 88 pages. 1865.   2 fr.

REVILLIOD. **Étude sur la variole.** In-8 de 38 pages et 1 tableau. 1872.   1 fr. 50

REYNAUD. **Étude sur les kystes du maxillaire inférieur.** In-8. 1874. 2 fr.

REYNES. **L'escargot ; sa réhabilitation ; mélanges paléonto-géo-cosmo-malacologiques.** 1 vol. in-12 de 118 pages et 4 planches. 1874.   2 fr. 50

REY. **Etude sur la syphilis trachéale.** In-8 de 74 pages. 1874.   2 fr.

REZARD DE WOUVES. **Causes de l'abandon et de la mortalité des nouveaunés et des moyens de les restreindre.** In-8 de 22 pages. 1870.   1 fr.

RIANT (A.), professeur d'hygiène, médecin à l'Ecole normale du département de la Seine, etc. **Leçons d'hygiène,** contenant les matières du programme officiel adopté par le ministre de l'instruction publique pour les lycées et les écoles normales. 1 beau vol. in-12. 1873.   6 fr.

RIANT (A.). **Difficultés du diagnostic médical.** In-8 de 85 pages. 1866.   2 fr.

RICHE (F.). **De l'organicisme.** In-8 de 48 pages. 1869.   1 fr.

RICHARD. **De l'opportunité de l'anus artificiel, dans les cas de tumeurs du rectum.** In-8 de 56 pages, 1875.   1 fr. 50

RICHET, professeur à la Faculté de médecine de Paris, chirurgien de l'Hôtel-Dieu, etc. **Leçons cliniques sur les fractures de jambe,** recueillies et publiées par MM. Garnier et A. Ledouble, revues par le professeur. In-8. 1876.   2 fr. 50

RICORD, chirurgien de l'hôpital du Midi, membre de l'Académie de médecine, etc. **Leçons sur le chancre,** professées à l'hôpital du Midi, recueillies et publiées par le docteur A. FOURNIER, suivies de notes et pièces justificatives et d'un formulaire spécial. 2e édition, revue et augmentée. 1860. 1 vol. in-8 de 549 pages.   7 fr.

IGAUD (Émile). **Examen clinique de 396 cas de rétrécissement du bassin observés à la Maternité de Paris de 1860 à 1870.** In-8 de 143 p. 1872. 3 fr.

IZZOLI. **Clinique chirurgicale.** Mémoire de chirurgie et d'obstétrique. Ouvrage traduit par le docteur ANDRÉINI. 1 vol. in-8 avec 103 figures intercalées dans le texte. 1872. 12 fr.

OALDÈS (de). **Des fractures compliquées de la cuisse par armes à feu.** In-8. 1871. 2 fr.

OBERTET. **Essai sur l'encéphalite.** In-8 de 50 pages. 1865. 1 fr. 50

OBIN (E.). **Travaux de réforme dans les sciences naturelles et médicales, etc.** 1 vol. in-8. 1869-73. 7 fr. 50

OBIN. **Mémoire sur l'art de faire produire aux êtres organisés le sexe que l'on désire**, et de prévoir les conditions qui favorisent cette naissance. In-8. 1875. 1 fr. 50

OBIN-MASSÉ. **Des polypes naso-pharyngiens** au point de vue de leur traitement. Grand in-8 de 92 pages et 6 planches. 1864. 3 fr.

OCHARD. **Maladies des cheveux,** moyen d'y remédier et d'en réparer la perte. 6e édition. In-18 de 36 pages. 1874. 50 c.

ODET. **De la trichine et de la trichinose.** 2e édition. In-8. 1866. 1 fr. 50

OGER et DAMASCHINO. **Recherches anatomo-pathologiques sur la paralysie spinale de l'enfance** (paralysie infantile). In-8. 1870. 3 fr. 50

OMMELAERE. **De la pathogénie des symptômes urémiques.** Étude de physiologie pathologique. In-8 de 80 pages avec 2 planches. 1867. 2 fr. 50

OMIEÉ. **Les médecins aux conseils de révision, les maladies et spécialement les maladies des yeux, devant les conseils de révision.** In-8. 1875. 1 fr. 50

OQUES. **De la coqueluche.** Essai de traitement par les émanations des usines à gaz. In-8 de 56 pages. 1866. 1 fr. 50

OSAPELLY. **Recherches théoriques et expérimentales sur les causes et le mécanisme de la circulation du foie.** In-8. 1873. 2 fr. 50

OSENSTEIN, professeur de clinique médicale à Grœningue. **Traité pratique des maladies des reins.** Ouvrage traduit par les docteurs BOTTENTUIT et LABADIE-LAGRAVE. 1 vol. in-8 de 650 pages. 1874. 10 fr. Cartonné. 11 fr.

OUBAUD. **Les eaux minérales dans le traitement des affections utérines.** In-12 de 190 pages. 1870. 2 fr. 50

OUBY. **Du traitement des varices et spécialement du procédé par les injections de liqueur iodo-tannique.** In-8 de 121 pages. 1867. 2 fr.

OUDANOWSKY. **Études photographiques sur le système nerveux de l'homme et de quelques animaux supérieurs, d'après les coupes de tissus nerveux congelés.** In-8 de 64 pages avec atlas in-folio de 16 planches contenant 165 photographies. *Deuxième édition*, revue et corrigée. 170 fr.

Le texte se vend séparément. 3 fr.

Demi-reliure maroquin de l'atlas in-folio, monté sur onglets. 10 fr.

UGE, chirurgien de l'hôpital cantonal de Lausanne. **L'uranoplastie et les divisions congénitales du palais.** In-8 avec fig. intercalées dans le texte. 1871. 3 fr.

UGE. **Nouvelle méthode pour le traitement chirurgical de l'ozène.** In-8 de 32 pages et 3 figures dans le texte. 1873. 1 fr.

USSEAU. **Des urines ictériques et pseudo-ictériques.** In-8 de 127 pages. 1875. 2 fr. 50

USTAN (F.). professeur agrégé de la faculté de médecine de Montpellier, etc. **Des lésions traumatiques du foie.** In-8 de 126 pages. 1871. 3 fr.

USTAN (F.). **Traitement par la lumière des maladies des yeux et en particulier de l'héméralopie.** In-8 de 127 pages. 3 fr. 50

USTAN. **Recherches sur l'inoculabilité de la phthisie.** In-8. 1867. 2 fr. 50

UVILLE Paul (de). **Introduction à la description géologique** du département de l'Hérault, par M. PAUL DE ROUVILLE. professeur de minéralogie et de géologie, à à la Faculté des sciences de Montpellier, 1 vol. in-8. 3 fr. 50.

ROUVILLE (Paul de). **Carte géologique et minéralogique** du département d l'Hérault, dressée par M. PAUL DE ROUVILLE, professeur à la Faculté des sciences Montpellier, 4 feuilles coloriées, prix :   15 fr.
— Les quatre feuilles et introduction.   18 fr. 5

ROUYER. **Études médicales sur l'ancienne Rome.** Les bains publics de Rome les magiciennes, les philtres, etc.; l'avortement, les eunuques, l'infibulation, la cô métique, les parfums, etc. 1 vol. in-8. 1859.   3 fr. 5

RUSSEL-REYNOLDS. **Leçons cliniques sur l'électrothérapie.** In-8 de 63 pages 1875.   1 fr.

SABATIER (Armand), professeur agrégé de la Faculté de médecine de Montpellier, etc. **Études sur le cœur et la circulation centrale dans la série des vertébrés : anatomie et physiologie comparées; philosophie naturelle.** 1 vol. in-4 de 476 pages et 16 planches en chromolithographie. 1873.   30 fr.

SAINT-ANGE BARRIER. **Le tubercule et la phthisie.** In-8. 1868.   1 fr. 50

SAINT-VEL, ancien médecin civil à la Martinique. **Traité des maladies intertropicales.** 1 vol. in-8 de 524 pages. 1868.   7 fr.

SAINT-VEL. **Hygiène des Européens dans les climats tropicaux, des créo et des races colorées dans les pays tempérés.** 1 vol. in-12 1872.   3

SAISON. **Diagnostic des manifestations secondaires de la syphilis sur la langue** In-8. 1871.   1 fr. 5

SANDRAS. **Étude sur la digestion de l'alimentation et sur la diathèse urique.** 2ᵉ édition. In-8 de 64 pages. 1865.   1 fr.

SANDRAS. **De l'emploi du fer en thérapeutique, et en particulier du phosphate de fer du nouveau Codex.** 2ᵉ édition. In-8 de 54 pages. 1867.   2 fr.

SAPPEY, professeur d'anatomie à la Faculté de médecine de Paris, etc. **Traité d'anatomie descriptive**, avec figures intercalées dans le texte. *Troisième édition*, revue et améliorée. 4 vol. in-8. 1876. 48 fr. Cartonné.   52 fr.
Quelques exemplaires sur papier vélin. Prix :   60 fr.

SAPPEY. **Anatomie, physiologie, pathologie des vaisseaux lymphat** considérés chez l'homme et les vertébrés. 1 vol. in-f°.

AVIS. Cet ouvrage sera publié en dix livraisons. Chaque livraison comprendra quatre planches et deu feuilles de texte. Les quatre premières livraisons ont paru. La cinquième, composée de cinq planc et de trois feuilles de texte, paraîtra au mois de mai 1876. Les autres seront livrées aux sous- teurs successivement et à des intervalles assez courts pour que l'ouvrage soit terminé en 1877. Le prix de chaque livraison est de 20 fr.

SAVALLE. **Études sur l'angine de poitrine.** In-8 de 83 pages. 1864   2 fr.

SCAGLIA. **Des différentes formes de l'ovarite aiguë.** In-8. 1871.   3 fr.

SCHMIT. **Des grossesses prolongées.** In-8 de 74 pages. 1876.   2 fr.

SCHNEIDER, médecin de l'hospice de Thionville. **Préparation à l'exercice de l médecine.** Ouvrage destiné spécialement à initier les jeunes médecins aux ré de la carrière. 1 vol. in-12 de 216 pages. 1861.   2 fr.

SCHUER. **Un chapitre de chirurgie conservatrice.** Nouvel appareil pour le trai tement des fractures compliquées et d'autres lésions graves du membre inférieur. In de 108 pages et 1 planche. 1874.   3 fr.

SCHWARTZ. **Étude sur les chancres du col utérin (chancre simple, chancre syphilitique).** In-8 de 135 pages. 1873.   3 fr.

SCHWEICH. **Étude sur la classification des syphilides.** In-8. 1860.   1 fr.

SEMAL. **De la sensibilité générale et de ses altérations** dans les affectio mélancoliques. In-8. 1876.   3 fr. 5

SÉNAC-LAGRANGE. **Étude clinique sur diverses formes de bronchites.** In de 48 pages. 1873.   1 fr.

SENTEX. **Étude statistique et clinique sur les positions occipito-postérie** In-8 de 150 pages. 1872.   3

SENTEX. **Des altérations que subit le fœtus** après sa mort dans la cavité utér et de leur valeur médico-légale. In-8 de 92 pages. 1868.   2 fr.

SENTOUX. **De la surexcitation intellectuelle dans la folie.** 1 vol. in-8. 1867. 4 fr

ÉRÉ (de). **Du rôle de l'estomac et du pylore dans la digestion** et la formation du sang, leur influence sur un certain nombre de maladies chroniques. 4e édition, revue et augmentée. In-8 de 112 pages. 1874. 2 fr. 50

ÉRÉ (de). **Diagnostic des signes de la mort** et de la vérification des décès à Paris. 2e édition. In-8 de 39 pages. 1874. 1 fr. 25

ERRE. **Classification clinique des tumeurs.** In-8 de 130 pages. 1872. 3 fr.

ERVAJAN. **De l'aquapuncture.** In-8 de 56 pages. 1872. 1 fr. 50

EVESTRE. **Des manifestations cardiaques dans l'érysipèle de la face.** In-8 de 82 pages. 1874. 2 fr.

EUVRE. **Recherches sur l'inflammation des trompes utérines et ses conséquences.** In-8 de 98 pages. 1874. 2 fr.

INETY (de). **De l'état du foie chez les femelles en lactation.** In-8 de 38 pages et 1 planche en chromolithographie. 1873. 2 fr.

ODRÉ PEREIRA. **Mémoire sur le béribéri**, précédé d'une introduction par le docteur Ch. MAURIAC. In-8 de 31 pages. 1874. 1 fr. 25

OLARI. **Maladies de matrice (utérus).** Conseils pratiques sur les moyens de prévenir ces maladies et sur leur traitement. Grand in-8 de 71 pages. 1863. 2 fr.

OLARI. **Traité pratique des maladies vénériennes.** 2e édition. 1 vol. in-12 avec planches coloriées. 1868. 6 fr.

OTTAS. **De l'influence des déviations vertébrales** sur les fonctions de la respiration et de la circulation. In-8 de 71 pages. 1865. 1 fr. 50

OULAGES. **Le mal perforant ; sa pathogénie.** In-8 de 82 pages. 1875. 2 fr.

OULIGOUX. **Du ramollissement des os et des moyens d'y remédier**, précédé d'une lettre du professeur PIORRY. 1 vol. in-12. 1866. 2 fr. 50

OULIGOUX. **De l'examen organique et physiologique du malade pendant son séjour à Vichy.** 2e édition. 1 vol. in-8. 1872. 3 fr. 50

OYRE (de), chef de clinique à l'hôpital de la Clinique d'accouchements. **Étude historique et critique sur le mécanisme de l'accouchement spontané.** In-8 de 210 pages. 1869. 3 fr.

OYRE (de). **Dans quels cas est-il indiqué de provoquer l'avortement.** In-8 de 207 pages. 1875. 4 fr.

PERINO, professeur d'ophthalmologie à l'Université de Turin, etc. **Études cliniques sur l'évacuation répétée de l'humeur aqueuse dans les maladies de l'œil.** 1 vol. gr. in-8 de 496 pages. 1862. 6 fr.

IESS. **De l'intervention chirurgicale dans la rétention d'urine.** 1 vol. in-8 de 90 pages. 1866. 2 fr.

ILLMANN. **Des syphilides vulvaires.** In-8 de 116 pages et 3 planch. 1869. 3 fc.

PRING (A), VANLAIR et MASIUS, professeurs à l'Université de Liége. **Symptomatologie ou traité des accidents morbides.** 2 forts vol. in-8 1868-75. 25 fr.

ANESCO. **Recherches cliniques sur les rétrécissements du bassin**, basées sur 414 cas observés à la Clinique d'accouchements de Paris pendant seize ans. In-8 de 120 pages et 16 tableaux. 1869. 4 fr.

ANSKI. **Les conclusions du Congrès sanitaire international de Vienne, et es commentaires de M. Fauvel devant la logique.** In-8 de 103 pages. 1875. 2 fr. 50

ANSKI. **Un mot à propos de la discussion à l'Académie de médecine sur e choléra** de 1873. In-8. 1875. 1 fr. 50

NSKI. **La contagion du choléra devant les corps savants.** In-8 de 118 p. 874. 2 fr. 50

UB. **Traitement de la syphilis par les injections hypodermiques de sulimé à l'état de solution chloro-albumineuse.** In-8 de 100 pag. 1872. 2 fr.

KES, professeur royal de médecine à l'Université de Dublin, etc. **Traité des maladies du cœur et de l'aorte**, ouvrage traduit par le docteur SÉNAC. In-8 de 46 pages. 1864. 10 fr.

STOUFFLET. **Le choléra à l'hôpital Lariboisière en 1865,** dans ses rapport avec les autres maladies. In-8 de 188 pages. 1866. 3 fr

SUCHARD. **De l'expression utérine appliquée au fœtus.** In-8. 1872. 2 fr

SUCQUET (J.-P.). **De l'embaumement chez les anciens et chez les modernes, et des conservations pour l'étude de l'anatomie.** 1 vol. in-8. 1872. 5 fr.

SUCQUET (J.-P.). **Anatomie et physiologie.** Circulation du sang. D'une circulatio dérivative dans les membres et dans la tête chez l'homme. Mémoire approuvé par l'Académie de médecine, séance du 18 juin 1861. In-8 et atlas de 6 planch. in-folio, dessins d'après nature par Lackerbauer. 1862. 8 fr.

SUCQUET (J.-P.). **Anatomie et physiologie.** D'une circulation du sang spéciale au rein des animaux vertébrés mammifères, et de la sécrétion des urines qu'elle y produit. In-8 de 52 pages avec 5 planches en chromolithographie. 1867. 2 fr. 50

SURVILLE. **Médecin magnétique et somnambulique.** In-8. 1873. 2 fr. 50

SURVILLE. **Nouveau traité des maladies de la bouche et chirurgie dentaire,** comprenant l'hygiène et le traitement de toutes les affections buccales. In-8 de 122 pages. 1872. 2 fr.

SURVILLE. **Guérison du bégaiement.** In-8 de 19 pages. 1873. 1 fr.

SURVILLE. **Traitement des affections nerveuses par l'application de la ceinture galvano-magnétique.** In-8 de 36 pages. 1873. 50 c.

TACHARD. **De l'électricité appliquée à l'art des accouchements.** In-8. 1871. 1 fr. 50

TAMIN-DESPALLES. **Alimentation du cerveau et des nerfs.** 1 vol. in-8 avec 3 planches. 1873. Broché. 7 fr. Cartonné. 8 fr.

TAMIN-DESPALLES. **Traitement physiologique des maladies consomptives et héréditaires.** In-8 de 200 pages, 5e édition. 1875. 3 f.

— **Coup d'œil sur les indications, les contre-indications et l'usage des eaux minérales de Contrexéville** (source du pavillon). In-8 1876. 1 fr.

TARDIEU. **Huitième ambulance de campagne de la Société de secours aux blessés (campagnes de Sedan et Paris, 1870-71).** Rapport historique, médical et administratif. In-8 de 107 pages. 1872. 2 fr.

TARNOWSKI. **Aphasie syphilitique.** In-8 de 131 pages. 1870. 3 fr.

TARTANSON. **Leçons cliniques sur une nouvelle méthode de traitement de la blennorrhagie** (goutte militaire). 2me édition. In-8. 1875. 1 fr.

TASSET. **Nouvelles considérations pratiques sur le typhus, la fièvre jaune, les fièvres intermittentes pernicieuses paludéennes et la verrue péruvienne.** In-8 de 64 pages. 1872. 2 fr.

THÉVENIN. **Considérations sur le traitement du bec-de-lièvre compliqué.** Grand in-8 de 80 pages avec 1 planche. 1866. 2 fr. 50

THIERRY (Émile). **Des maladies puerpérales** observées à l'hôpital Saint-Louis en 1867. Considérations sur leur étiologie. In-8. 1868. 2 fr. 50

THOMAS, professeur à l'École de médecine de Tours. **Éléments d'ostéologie descriptive et comparée de l'homme et des animaux domestiques,** à l'usage des étudiants des écoles de médecine humaine et des écoles de médecine vétérinaire. 1 vol. in-8 accompagné d'un atlas de 12 planches, 1865. 12 fr.

THOMAS (L.). **Traité des opérations d'urgence** précédé d'une introduction, et revu par le professeur Verneuil. 1 vol. in-12 de 505 pages avec 62 figures dans le texte, dont 19 coloriées. 1875. 7 fr. 50

THOMAS (Louis). **Du pneumatocèle du crâne.** In-8 de 89 pages. 1865. 2 fr.

THOMPSON. **Traité des maladies chroniques.** Trad. de l'anglais. In-12 de 72 pages. 5e édition. 1872. 1 fr.

THORENS. **Documents pour servir à l'histoire du pied-bot varus congénital.** In-8 de 186 pages et une planche. 1873. 4 fr.

THULIÉ. **Étude sur le délire aigu sans lésion.** 1 vol. gr. in-8. 1865. 2 fr. 50

TICIER (M). **Capvern, ses eaux minérales, applications thérapeutiques.** 2e édit. revue et augmentée. 1 vol. in-18. 3 fr. 50

TIRMAN. **Recherches sur le traitement de l'étranglement herniaire et en** particulier sur le taxis progressif. In-8 de 90 pages. 1863. 2 fr. 50

TISON. **Histoire de la fève de Calabar.** In-8 de 96 pages. 1873. 2 fr.

TIXIER (P.). **Considérations sur les accidents à forme rhumatismale de la blennorrhagie.** In-8 de 95 pages. 1866. 2 fr.

TIXIER. **De la zérophthalmie.** In-8 de 70 pages. 1875. 2 fr.

TOSTIVINT. **Essai sur les résections coxo-fémorales**, etc. 1 v. in-4. 1868. 2 fr. 50

TOURTELOT. **De la coïncidence des lésions mitrales et aortiques.** In-8 de 93 pages. 1875. 2 fr.

TOUTAIN. **Nouvelle méthode d'application de l'électricité pour la guérison des maladies.** 1 vol. in-12 de 352 pages. 1870. 5 fr.

TOYNBÉE (J.). **Maladies de l'oreille**, nature, diagnostic et traitement, avec un supplément par James HINTON, traduit et annoté par le docteur G. DARIN. 1 vol. in-8 de 470 pages et 99 figures dans le texte 1874, broc. 8 fr. 50. Cart. 9 fr. 50

TRAPENARD. **L'ignipuncture, de ses différents emplois, de son indication spéciale dans les tumeurs blanches.** In-8 de 73 pages. 1873. 2 fr.

TRASTOUR. **Du développement imprévu des tubercules et de la phthisie.** In-8 de 95 pages. 1864. 2 fr.

TRASTOUR. **Des hémoptysies congestionnelles et des craintes plus ou moins fondées qu'elles inspirent par rapport à la tuberculisation et à la phthisie pulmonaire.** In-8 de 56 pages. 1872. 1 fr. 50

TRIADOU. **Des grossesses extra-utérines.** 1 vol. in-8 de 131 p. 1866. 3 fr. 50

TRIDON. **Essai sur les signes du diagnostic de l'insuffisance mitrale.** In-8 de 66 pages. 1876. 2 fr.

TRIQUET. **Leçons cliniques sur les maladies de l'oreille**, ou thérapeutique des maladies aiguës et chroniques de l'appareil auditif. 1 vol. in-8 de 439 pages avec figures dans le texte. 1866. 6 fr.

TROELTSCH (de). **Traité pratique des maladies de l'oreille**, traduit de l'allemand sur la 4e édition (1868) par les docteurs A. KUHN et D. M. LEVI. 1 vol. in-8 de 560 pages avec figures dans le texte. Broché, 7 fr. 50. Cart. 8 fr. 50

TROUESSART. **Recherches sur l'emploi rationnel des émissions sanguines et de la méthode antiphlogistique dans les maladies inflammatoires.** In-8. de 80 pages, 1874. 2 fr.

TROUSSEAU, professeur à la Faculté de médecine de Paris, etc. **Conférences sur l'empirisme.** In-8 de 58 pages. 1862. 1 fr. 50

TRUCHOT et FREDET. **De la lithine dans les eaux minérales de Royat et dans les principales sources thermales d'Auvergne.** In-8 de 47 pages et une planche. 1875. 1 fr. 50

URDY. **Examen, au point de vue du manuel opératoire**, de quelques cas difficiles d'ovariotomie et d'hystérotomie. In-8 de 58 pages. 1874. 2 fr.

VAFFIER. **Du rhumatisme syphilitique.** In-8 de 84 pages. 1875. 2 fr.

VALCOURT (de). **Les institutions médicales aux États-Unis de l'Amérique du Nord.** Rapport présenté à Son Exc. le ministre de l'instruction publique le 2 novembre 1868. 1 vol. in-8. 1869. 3 fr.

VALCOURT (de). **Impressions de voyage d'un médecin.** Londres, Stockholm, Pétersbourg, Moscou, Nijni-Novgorod, Méran, Vienne, Odessa. In-8. 1872. 1 fr. 50

VALETTE, professeur de clinique chirurgicale à l'école de médecine de Lyon, etc. **De la méthode à suivre dans l'étude** et l'enseignement de la clinique, vitalisme et organicisme. In-8 de 99 pages. 1864. 2 fr.

VAN HOLSBECK. **Traité pratique des maladies du larynx et de la poitrine chez les enfants.** 1 vol. in-12. 1873. 2 fr. 50

VANDEN SCHRIECK. **Du virus typhoïde et de son rôle dans les épidémies.** 1 vol. in-8. 1875. 2 fr.

VAURÉAL (de). **Essai sur l'histoire des ferments** ; de leur rapprochement a les miasmes et les virus. 1 vol. gr. in-8 de 194 pages. 1864.

VAURÉAL (de). **Esquisse des effets physiologiques et thérapeutiques de l'ea** In-8 de 18 pages. 1865.

VAURÉAL (de). **Genèse et indications du choléra-morbus épidémique.** In- de 82 pages. 1867. 1 fr.

VAURÉAL (de). **Aperçu du rôle de l'eau dans la nature.** In-8. 1867. 75

VAURÉAL (de). **Étude d'hygiène. De l'aguerrissement des armées** ; pal trique, entraînement, hygiénique somascétique. 1 vol. in-12. 1869. 2

VAUSSY. **Des phlegmons sous-péritonéaux de la paroi abdominale int rieure.** In-8 de 68 pages. 1875. 2

VELPEAU, professeur de clinique chirurgicale de la Charité. **Leçons sur le diagnost et le traitement des maladies chirurgicales,** recueillies et rédigées par REGNARD, interne des hôpitaux, revues par le prof. In-8 de 60 pages. 1866. 1 fr.

VERDIER. **Recherches sur l'apoplexie placentaire et les hématomes placenta.** In-8. 1868. 1 fr.

VERDUN. **Essai sur la diurèse et les diurétiques.** In-8. 1872. 1 fr.

VERLIAC. **Recherches sur le diagnostic des épanchements pleurétiques les indications de la thoracentèse chez les enfants.** In-8 de 116 p 1865. 2

VERRIER. **Quelle part doit-on attribuer au traumatisme dans les affectio puerpérales.** In-8 de 112 pages. 1866. 2

VERRIET-LITARDIÈRE. **Étude sur les avantages matériels de l'allaiteme** In-8 de 68 pages. 1873. 2 f

VEYNE. **Mort apparente et mort réelle, artériotomie.** In-8. 1874. 4

VEYSSIÈRE. **Recherches cliniques et expérimentales sur l'hémianesthési de cause cérébrale.** In-8 de 86 pages et 1 planche. 1874. 2 f

VÉE. **Recherches chimiques et physiologiques sur la fève de Calabar.** I de 34 pages. 1865. 4

VÉSINE-LARUE (de). **Essai sur l'avortement,** considéré au point de vue du dro criminel, de la médecine légale et de la responsabilité médicale, lorsqu'il est provoq par le médecin pour le salut de la mère. In-8 de 84 pages. 1867. 1 fr. 5

VÉTAULT. **Considérations étiologiques sur l'hydrocèle des adultes.** In-8 d 62 pages. 1872. 1 fr. 5

VIAL. **De la diathèse urique, pathogénie et thérapeutique.** 1 vol. In-12 1875. 1 fr. 5

VIELLE. **Essai sur le rôle social de la médecine.** In-8 de 50 p. 1866. 1 fr. 5

VIGNEAU. **De l'exstrophie de la vessie.** Gr. in-8 de 162 p. et 1 pl. 1867. 3 fr. 5

VIGUIER. **Du débridement du col dans les accouchements.** In-8 de 37 pages 1874. 1 fr.

VILLARD. **Du hachish.** Étude clinique, physiologique et thérapeutique. In-8. 1872. 2 f

VILLARD. **Étude sur le cancer primitif des voies biliaires.** In-8. 1871. 1 fr

VINAY. **De l'emploi du ballon à air dans les accouchements.** In-8 de 40 1872. 1 fr. 5

VINCENS. **Recherches expérimentales pour servir à l'histoire de l'herp tonsurant chez les animaux.** In-8 de 43 pages. 1874. 1 fr.

VIRCHOW, professeur d'anatomie pathologique à la Faculté de médecine de Berlin. **L syphilis constitutionnelle.** Traduit de l'allemand par le docteur Paul PICARD ; é tion revue, corrigée et considérablement augmentée par le professeur. 1 vol. in- avec fig. dans le texte. 1860. 4 f

VISCA. **Du vaginisme.** In-8 de 148 pages. 1870. 2 fr. 5

VOELKER. **De l'arthrite blennorrhagique.** In-8 de 151 pages. 1868. 2 fr. 5

VOISIN. **Contribution à l'étude des arthropathies syphilitiques.** 1 vol. in- de 96 pages. 1875. 2 fr.

VOURY. **De la maladie de Menière.** In-8 de 68 pages. 1874. 2 fr

ENVOI FRANCO PAR LA POSTE, CONTRE UN MANDAT.

VOYET. **De quelques observations de thoracentèse chez les enfants.** In-8 de 100 pages. 1870. 2 fr.

VULLIET. **D'un nouveau moyen de contention de la matrice dans les cas de prolapsus utérin complet.** In-8. 1873. 1 fr. 50

VULPIAN, médecin des hôpitaux de Paris, professeur à la Faculté de médecine. **Des pneumonies secondaires.** In-8. 1860. 2 fr.

WAGNER. **Des paralysies musculaires a frigore.** In-8 de 48 p. 1873. 1 fr. 50

WASSERZUG. **Étude sur quelques formes compliquées de la fièvre intermittente**, et sur leur traitement par l'Eucalyptus globulus et par les eaux minérales de Lons-le-Saulnier. In-8. 1873. 2 fr.

WATELET. **De la ponction de la vessie à l'aide du trocart capillaire et de l'aspiration pneumatique.** In-8 de 46 pages et 2 planches. 1871. 1 fr. 50

WEBER. **Des conditions de l'élévation de la température dans la fièvre.** In-8 de 80 pages. 1872. 2 fr.

WECKER, professeur de clinique ophthalmologique, etc. **Traité théorique et pratique des maladies des yeux.** 2e édition revue et augmentée, accompagnée d'un grand nombre de figures dans le texte et de planches lithographiées. 2 forts vol. in-8. Brochés. 1867-68. 26 fr.

WECKER et JÆGER. **Traité des maladies du fond de l'œil.** 1 vol. grand in-8 accompagné d'un atlas de 29 planches en chromolithographie. 1870. 35 fr.

WECKER. **Clinique ophthalmologique.** Relevé statistique des opérations pratiquées pendant l'année 1874. In-8. 1875. 1 fr. 50

WECKER. **Clinique ophthalmologique.** Relevé statistique de 1871. In-8. 1872. 1 fr.

WECKER. **Clinique ophthalmologique.** Relevé statistique des opérations pratiquées pendant l'année 1872. In-8. 1873. 1 fr. 50

WECKER. **Clinique ophthalmologique.** Relevé statistique des opérations pratiquées pendant l'année 1873. In-8. 1874. 1 fr. 50

WECKER. **De l'iridotomie.** In-8 de 35 pages et 5 figures. 1873. 2 fr.

WEILL (A). **Du croton-chloral hydraté, ses propriétés, son emploi.** In-8 de 50 pages, 1875, 24 fr. Cart. 1 fr. 50

WELLS (S.) **Des vues longues, courtes et faibles, et de leur traitement par l'emploi scientifique des lunettes**; ouvrage traduit de l'anglais par le docteur G. Darin. 1 vol. in-8 de 224 pages et 29 fig. intercalées dans le texte. 1874. 4 fr.

WERWAEST. **Étude générale et comparative des pharmacopées d'Europe et d'Amérique.** In-8 de 90 pages et 1 tableau. 1872. 2 fr. 50

WERWAEST. **Quelques considérations sur les miasmes** et sur la désinfection de l'air et des plaies. In-8 de 52 pages. 1874. 1 fr. 50

WILLIÈME. **Des dyspepsies dites essentielles**; leur nature et leurs transformations; théorie, pratique. 1 vol. in-8 de 620 pages. 1869. 8 fr.

WINTREBERT. **Des courants continus et de leur action sur l'organisme.** In-8 de 68 pages. 1866. 1 fr. 50

WOILLEZ. **Traité clinique des maladies aiguës des organes respiratoires.** 1 vol. in-8 de 700 pages avec 93 figures intercalées dans le texte et 8 planches en chromolithographie. 1871. Broché, 13 fr. Cartonné. 14 fr.

WOLFF. **Recherches sur la pourriture d'hôpital.** In-8. 1875. 2 fr. 50

WORTHINGTON. **De l'obésité ; étiologie, thérapeutique et hygiène.** In-8 de 190 pages. 1875. 3 fr. 50

YGONIN. **Des obstacles que le col utérin peut apporter à l'accouchement.** In-8 de 127 pages. 1863. 2 fr.

ZAMBIANCHI. **Contribution à l'étude de l'hypertrophie de la prostate.** In-8 de 53 pages. 1875. 1 fr. 50

ZIEMBICKI. **Essai clinique sur les tumeurs solides de l'ovaire.** In-8 de 96 pages. 1875. 2 fr.

ZURKOWSKI. **De la station sulfurée thermale de Schinznach-les-Bains.** 1 vol. in-8. 1874. 3 fr.

PUBLICATIONS PÉRIODIQUES

Archives de tocologie, maladies des femmes et des enfants nouveau-nés, Recueil mensuel publié sous la direction du docteur J.-A.-H. Depaul, professeur de clinique d'accouchements à la Faculté de médecine de Paris, et avec la collaboration de MM. Stoltz, Bouchacourt, Bailly, Bernutz, Blot, Chantreuil, Charpentier, Guéniot, Hervieux, Parrot et De Soyre.

Prix de l'abonnement pour Paris................. **18** fr.
— pour les départements....... **20**
— Union postale.............. **22**
— pour l'étranger........ le port en sus.

Année 1874. 1 vol. in-8 avec figures dans le texte........ **18**
— 1875. — — — — — **18**

Bulletins de la Société anatomique de Paris. Anatomie normale, anatomie pathologique, clinique. Les Bulletins sont publiés par cahiers bi-mensuels et forment chaque année 1 volume in-8. Abonnement à l'année courante. **9** fr.

Collection complète 1826 à 1875. 50 vol. et tables. **320** fr.

Comptes rendus des séances et Mémoires de la Société de biologie. Abonnement à l'année courante. 1 vol. in-8 avec figures coloriées. **7** fr.

Collection complète 1849 à 1875. 27 volumes. **250** fr.

Journal d'oculistique et de chirurgie, recueil mensuel, publié sous la direction du docteur FANO, professeur agrégé à la Faculté de médecine de Paris. Prix de l'abonnement pour Paris et les départements, 5 fr.; pour l'étranger, le port en sus.

La France médicale, paraissant le mercredi et le samedi. Rédacteur en chef : docteur E. BOTTENTUIT.

Abonnements pour la France : Un an.............. **12** fr.
— Union postale.................. **16**
— pour l'étranger................... **20**

Le Sud médical. Moniteur de la santé publique, paraissant le 1er et le 15 de chaque mois. Rédacteur en chef : Dr CH. MÉNÉCIER.

Prix de l'abonnement pour Paris et les Départements.. **5** fr.
— Union postale................... **7** fr.

UNION (L') MÉDICALE. Journal des intérêts scientifiques et pratiques, moraux et professionnels du corps médical, paraît trois fois par semaine. L'*Union médicale,* un des journaux les plus répandus en France et à l'étranger, est à la fois un journal et un livre : un journal par la rapidité et l'actualité de ses publications ; un livre par l'importance et la valeur de ses travaux, qui ont pour auteurs le plus grand nombre de célébrités médicales contemporaines. Prix de l'abonnement : pour Paris et les départements, 1 an, 32 fr. ; 6 mois, 17 fr., et 3 mois, 9 fr.; pour l'étranger le port en sus.

Nota. — Notre maison est spécialement chargée de recevoir des abonnements à prix réduit, institué en faveur de MM. les étudiants des Facultés et Écoles de médecine de France.

Revue médico-photographique des hôpitaux de Paris, fondée et publiée sous le patronage de l'administration de l'Assistance publique, par le docteur de MONTMEJA. Revue mensuelle. Abonnement à l'année courante, avec 36 photographies. Par an **20** fr.

— Année 1869. Grand in-8 de 192 pages avec 36 photographies et figures dans le texte. Relié en 1 vol. demi-chagrin non rogné et doré en tête. **25** fr.
— Année 1870. Grand in-8 de 256 pages avec 32 photographies et figures intercalées dans le texte. Rel. **25** fr.
— Année 1871. Grand in-8 de 320 pages et 36 photographies. Rel. **25** fr.
— Année 1872. Grand in-8 de 420 pages et 36 photographies. Rel. **25** fr.
— Année 1873. Grand in-8 de 400 pages et 36 photographies. Rel. **25** fr.
— Année 1874. Grand in-8, relié. **25** fr.
— Année 1875. — **25** fr.

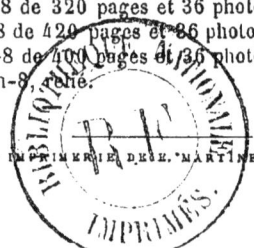

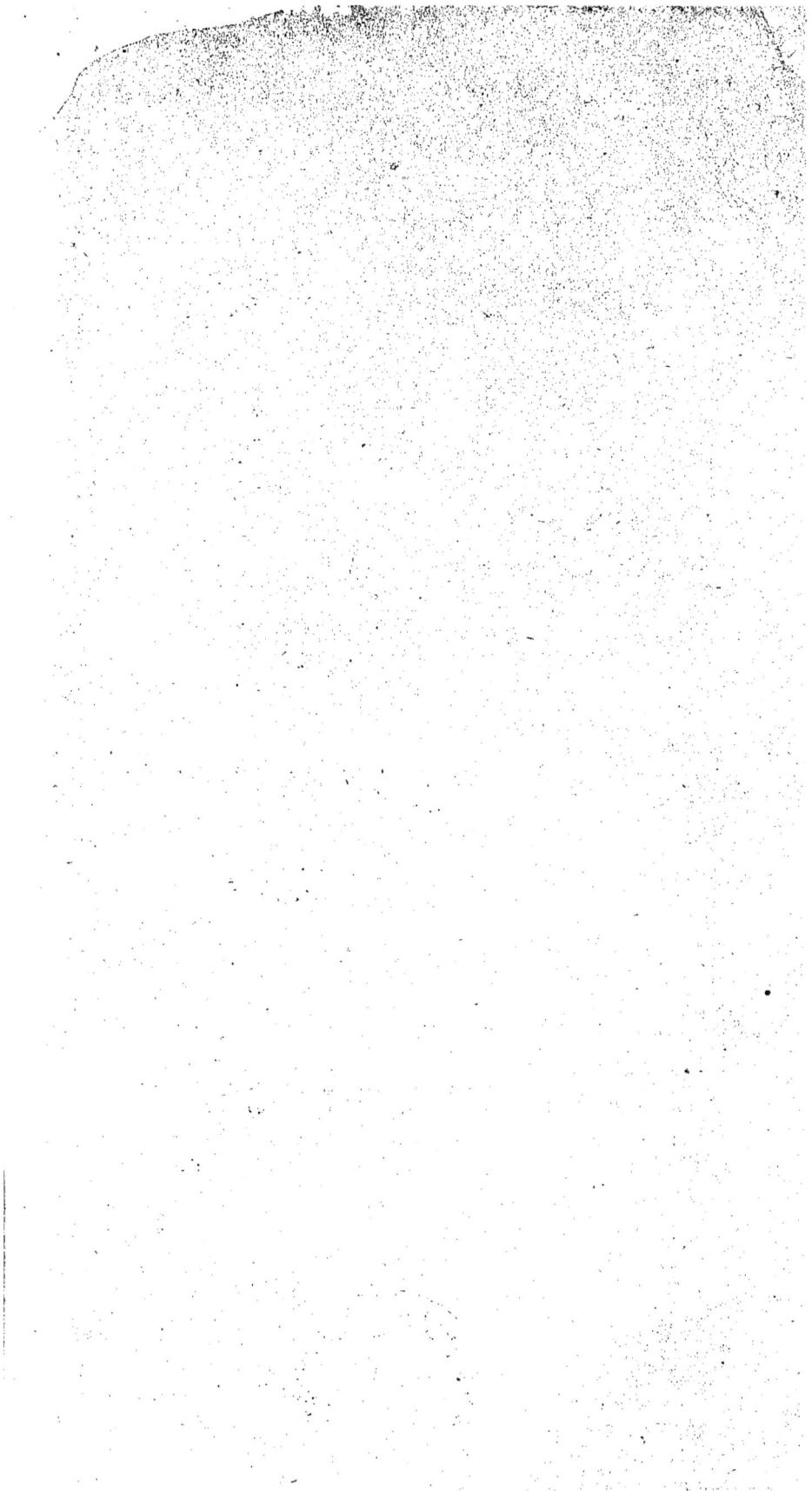

NOUVELLES PUBLICATIONS DE LA LIBRAIRIE V. ADRIEN DELAHAYE ET Cⁱᵉ

Traité d'anatomie descriptive, avec figures intercalées dans le texte, par Ph.-C. Sappey, professeur d'anatomie à la Faculté de médecine de Paris, etc. Troisième édition, entièrement refondue. 4 vol. in-8, 1876. 48 fr. Cartonné. . . . . 52 fr. »
Quelques exemplaires sur papier vélin. . . . . 60 fr. »

Leçons sur les maladies du système nerveux, faites à la Salpêtrière par le professeur Charcot, recueillies et publiées par le docteur Bourneville, 2ᵉ édition, revue et augmentée. Tome 1ᵉʳ. 1 vol. in-8, avec 9 planches en chromo-lithographie, une eau-forte et 27 figures intercalées dans le texte. . . . . 12 fr. »
Cartonné. . . . . 13 fr. »
Tome 2ᵐᵉ, 1ᵉʳ fascicule: Anomalies de l'ataxie locomotrice ; 2ᵉ fascicule : De la compression lente de la moelle épinière, in-8 avec 2 planches. Prix de chaque fascicule . . . . 2 fr. »
3ᵐᵉ fascicule : Des amyotrophies, in-8 avec fig. et pl. . . . . 4 fr. »

Anatomie descriptive et dissection, contenant un précis d'embryologie, la structure microscopique des organes et celle des tissus, par le docteur J. A. Fort, professeur libre d'anatomie et de chirurgie, etc. 3ᵉ édition revue et augmentée. 4 vol. in-12, avec 1,227 figures intercalées dans le texte. . . . . 30 fr. »

De l'urine et de ses altérations pathologiques, étudiées au point de vue de la chimie physiologique et de ses applications au diagnostic et au traitement des maladies générales et locales, leçons professées à University college à Londres, par le Dʳ G. Harley. Traduites de l'anglais par le Dʳ Hahn. 1 vol. in-12, avec 35 fig. interc. dans le texte 6 fr.

Enseignement du laboratoire ou Exercices progressifs de chimie pratique, par Loudon Bloxam, professeur de chimie à King's college de Londres. Traduit sur la 3ᵉ édition par le Dʳ G. Darin. 1 vol. in-12, avec 89 fig. interc. dans le texte. 5 fr. »

Lois et mystères des fonctions de reproduction, considérées dans tous les êtres animés, spécialement chez l'homme et chez la femme, par le Dʳ Antonin Bossu, médecin en chef de l'infirmerie Marie-Thérèse. 1 vol. in-12, avec 2 pl. coloriées. 5 »

Code du médecin. Recueil complet de la législation et de la jurisprudence sur la profession, comprenant le service de santé de l'armée et de la marine, par A. Parrot-Larivière, avocat. 1 vol. in-32. . . . . 5 fr. »

Maladies de l'oreille, nature, diagnostic et traitement, par le professeur Joseph Toynbee, avec un supplément par James Hinton, chirurgien auriste à Guy's hospital, traduit et annoté par le Dʳ Darin. 1 vol. in-8, avec 99 fig. dans le texte. . 8 fr. 50

Manuel médical des eaux minérales, par le docteur Le Bret, médecin-inspecteur honoraire des eaux de Baréges, président de la Société d'hydrologie médicale de Paris. 1873-74, etc., 1 vol. in-12. . . . . 5 fr. 50

Étude clinique de la phthisie galopante, preuves expérimentales de la non-spécifité et de la non-inoculabilité des phthisies, par le docteur Metzquer; ouvrage précédé d'une préface de M. le professeur Feltz, in-8 . . . . 4 fr. »

Manuel d'anatomie, par le docteur J.-A. Fort, professeur libre d'anatomie. Deuxième édition du Résumé d'anatomie, revue, corrigée et augmentée. 1 vol. in-18 avec 151 fig. dans le texte. . . . . 7 fr. 50

Le Parnasse médical français, ou Dictionnaire des médecins-poètes de la France, anciens ou modernes, morts ou vivants, par le docteur Chéreau. Un joli vol. in-12. . . . . 7 fr. »

La pierre dans la vessie avec indications spéciales sur les moyens de la prévenir, ses premiers symptômes et son traitement par la lithotritie, par Walter-J. Coulson, chirurgien à St-Peter's Hospital, pour la pierre et les autres maladies des organes urinaires. Traduit de l'anglais par le docteur H. Picard. in-8. 3 fr. »

Histoire de la vaccination. Recherches historiques et critiques sur les divers moyens de prophylaxie thérapeutique employés contre la variole depuis l'origine de celle-ci jusqu'à nos jours, par le docteur E. Monteils, médecin des épidémies. 1 vol. in-8. 7 fr. »

Leçons de thérapeutique générale et de pharmacodynamie, par le Dʳ Armand de Fleury, professeur à l'École de médecine et médecin des hôpitaux de Bordeaux, etc., 1 vol. in-8. 8 fr. »

Études sur le cœur et la circulation centrale dans la série des vertébrés ; anatomie et physiologie comparées ; philosophie naturelle, par le docteur Armand Sabatier, professeur agrégé et ancien chef des travaux anatomiques à la Faculté de médecine de Montpellier, etc. 1 vol. in-4 avec 16 planches gravées et chromolithographiées. . . . . 30 fr.